L'athérosclérose

collection pathologie science
formation

ISBN 2-7420-0270-7
ISSN 1271-9145

Éditions John Libbey Eurotext
127, avenue de la République
92120 Montrouge, France.
Tél. : 01 46 73 06 60
http://www.john-libbey-eurotext.fr

John Libbey & Company Ltd
13, Smiths Yard, Summerley Street
London SW18 4HR, England.
Tel. : 1 947 27 77

John Libbey CIC
Via L. Spallanzani, 11
00161, Roma, Italia.
Tel. : 06 862 289

© John Libbey Eurotext, Paris, 2000

Il est interdit de reproduire intégralement ou partiellement le présent ouvrage sans autorisation de l'éditeur ou du Centre Français d'Exploitation du Droit de Copie (CFC), 20, rue des Grands-Augustins, 75006 Paris.

L'athérosclérose

Joseph Emmerich
*Professeur des Universités – Praticien Hospitalier
Service de Médecine Vasculaire
Hôpital Broussais, Paris*

Patrick Bruneval
*Professeur des Universités – Praticien Hospitalier
Service d'Anatomie Pathologique
Hôpital Broussais, Paris*

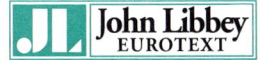

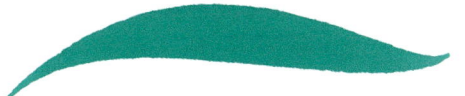

Introduction	1
1. **Historique**	5
2. **Définition et description des lésions aux différents stades au cours de l'histoire naturelle de l'athérosclérose**	13
Description des lésions aux différents stades de l'histoire naturelle	15
Type I	17
Type II	18
Type III	19
Type IV	20
Type V	21
Type VI	27
Complications non répertoriées dans la classification de l'AHA	33
Embolies thrombotiques	34
Embolies athéromateuses ou de cholestérol	34
Anévrysmes	37
Faux anévrysmes	39
Progression des lésions athéroscléreuses	39
Remodelage de la paroi artérielle au cours de la progression de la plaque d'athérosclérose	40

Plaques à risque...... 41
Lésions athéroscléreuses particulières 43
    Lésions athéroscléreuses sur les greffons veineux...... 43
    Rejet chronique 43

3. Physiopathologie de l'athérosclérose non compliquée 49

Les acteurs de l'athérosclérose...... 50
    Les cellules endothéliales 51
    Les cellules musculaires lisses...... 54
    Les macrophages...... 56
    Les lymphocytes T...... 56
    Les plaquettes...... 58
    Les cytokines et facteurs de croissance et les interactions entre les cellules 58
    Les métalloprotéases...... 61
Le développement initial de l'athérosclérose 62
    Le rôle déclencheur de la lésion endothéliale. 62
    La réponse cellulaire à la lésion et ses médiateurs 68
    La progression de l'athérosclérose...... 69
    La calcification des plaques...... 72

4. Physiopathologie des complications de l'athérosclérose : thrombose artérielle et son rôle dans la progression et les complications de l'athérosclérose 77

Physiopathologie de la thrombose artérielle...... 78
    Rôle de l'importance de la lésion vasculaire . 80
    Influence du degré de la sténose 82
    Rôle thrombogène du thrombus résiduel...... 82
    Rôle des facteurs constitutionnels et acquis systémiques favorisant la thrombose 83
La rupture de la plaque...... 83
    Mécanismes 83

Conséquences de la rupture de la plaque	88
L'érosion de la plaque	90
Autres complications de l'athérosclérose	93
Anévrysmes artériels	93
Ruptures artérielles	93
Embolies de cholestérol	93

5. Les facteurs de risque majeurs ... 97

L'âge et le sexe	99
Le tabac	101
L'hypertension artérielle	105
Le diabète	108
L'hypercholestérolémie	109
Autres facteurs de risque	112
L'homocystéine	112
L'hypertrophie ventriculaire gauche	113
Facteurs de l'hémostase	113
L'inflammation et l'infection	114
La sédentarité	114
L'alcool	114

6. Prévention secondaire ... 119

Rappel de la fréquence des récidives et de la mortalité après un premier accident lié à l'athérosclérose	120
Infarctus du myocarde	120
Accident vasculaire cérébral	121
Artériopathie oblitérante des membres inférieurs	122
L'intrication des atteintes	122
Les antithrombotiques	123
Les antiagrégants plaquettaires	123
Les anticoagulants	126
Les hypolipidémiants	127
Le régime	130
Les β-bloquants	130

L'arrêt du tabac	132
Le traitement de l'hypertension artérielle (et les inhibiteurs de l'enzyme de conversion de l'angiotensine)	133
Le traitement du diabète	134
Les antibiotiques	135
Conclusion	135

Introduction

« L'athérosclérose est une association variable de remaniements de l'intima des artères de gros et moyen calibre. Elle consiste en une accumulation focale de lipides, de glucides complexes, de sang et de produits sanguins, de tissu fibreux et de dépôts calcaires. Le tout est accompagné de modifications de la média. » Cette définition a été donnée par l'Organisation Mondiale de la Santé en 1958. Du fait de sa nature uniquement descriptive, sans aucune indication physiopathologique, on comprend qu'elle ait perduré plus de quarante ans même si sa description peut paraître à première vue floue et légèrement obsolète.

Le mot « athérosclérose » a été inventé en 1904 par Félix Marchand (Leipzig) à partir du grec *athéré* qui veut dire bouillie et de *skléros* qui veut dire dur. Au préalable le terme d'athérome était utilisé (Littré, 1873) :

« Terme de chirurgie. Espèce de loupe enkystée, oblongue, élastique, formée par une matière blanchâtre, jaunâtre ou grisâtre.

– HIST. XVIᵉ s. Dans l'athérome est trouvée une humeur semblable à la bouillie que l'on fait manger aux petits enfants, PARÉ, V, 17.

– ETYM. 'Αθερωμα, de αθηρα, bouillie. »

L'athérosclérose est différente de l'artériosclérose qui est un processus de sclérose artérielle prédominant sur les artères de petit calibre (épaississement et dégénérescence hyaline), siégeant surtout sur les artérioles et sans accumulation de lipides. L'artériosclérose est principalement due au vieillissement. L'athérosclérose quant à elle intéresse l'intima, c'est-à-dire la tunique interne des artères, ce qui la différencie bien des fibrodysplasies médiales, des artériopathies inflammatoires et des anomalies artérielles touchant le tissu conjonctif (maladie de Marfan, d'Ehlers Danlos).

L'athérosclérose n'est pas en elle-même une maladie, mais un processus artériel focal qui est le principal facteur de survenue des infarctus du myocarde, des accidents artériels cérébraux et de l'artériopathie oblitérante des membres inférieurs. L'athérosclérose passe d'un statut histologique à un statut pathologique, soit parce qu'elle est suffisamment importante pour entraîner une ischémie dans le territoire d'aval de la sténose, soit par la survenue d'une complication aiguë. Les facteurs de risque de l'athérosclérose, qu'ils soient environnementaux ou génétiques, contribuent à moduler l'âge de survenue des lésions d'athérosclérose et donc, par la plus grande précocité des lésions et par leur développement plus rapide, à augmenter la fréquence de survenue d'une pathologie liée à l'athérosclérose.

Dans le monde, les pathologies liées à l'athérosclérose représentent la seconde cause de morbi-mortalité derrière la pathologie infectieuse *(tableau I)*. Dans les pays développés, l'athérosclérose est la première cause de morbi-mortalité. Les taux de mortalité les plus élevés sont observés dans les pays du

TABLEAU I. CAUSES DE MORTALITÉ DANS LE MONDE EN 1997 (Données de 1998 de l'OMS)

Causes de décès	Nombre (en millions)
Pathologies infectieuses	17,3
Maladies cardiovasculaires	14,8
Cancers	6,2
Autres	13,9
Total	52,2

nord de l'Europe et en Amérique du Nord. En France la mortalité coronaire chez les hommes de 40 à 69 ans est estimée à près de 10 % ; l'incidence annuelle des cardiopathies ischémiques pour 1 000 sujets entre 55 et 64 ans est de 10,6 dans l'enquête prospective parisienne alors qu'elle est de deux fois supérieure dans l'étude de Framingham, témoignant d'une disparité de fréquence d'un pays à un autre.

Ces dernières années nos connaissances concernant cette pathologie ont progressé, tant en ce qui concerne l'importance des lésions qui bénéficient maintenant d'une classification admise par tous, que de la compréhension de sa physiopathologie qui fait l'objet d'une théorie consensuelle, même si un *primum movens* unique à l'athérosclérose n'a toujours pas été démontré. Ce livre a pour but de faire bénéficier le lecteur des avancées récentes sur ce sujet qui, après avoir été un sujet enflammé, devient maintenant clairement de plus en plus inflammatoire.

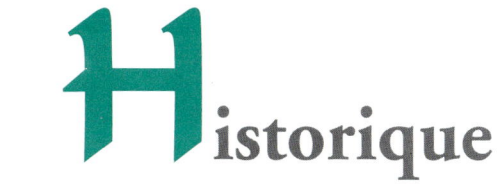 Historique

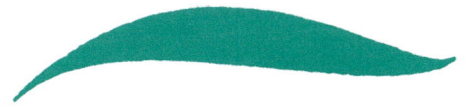

La première trace écrite d'une maladie liée à l'athérosclérose apparaît dans la Bible avec l'histoire de la mort de Nabal (Premier livre de Samuel ; 25 : 37). « Mais le matin, l'ivresse de Nabal s'étant dissipée, sa femme lui raconta ce qui s'était passé. Le cœur de Nabal reçut un coup mortel, et devint comme une pierre. Environ dix jours après, l'Éternel frappa Nabal, et il mourut. » L'hypothèse biblique d'un infarctus et d'une mort subite est renforcée par le fait que Nabal était un amateur de bonne chair. Si l'on reste à l'époque biblique, il a été montré dès 1911 par M.S. Ruffer, que les momies égyptiennes (1 500 avant Jésus-Christ) avaient d'authentiques lésions histologiques d'athérosclérose démontrant bien qu'il ne s'agit pas d'une pathologie d'apparition récente [1, 2].

Les dessins de Léonard de Vinci à la Renaissance sont probablement les premiers à mettre en évidence des lésions liées à l'athérosclérose avec également l'anatomiste italien Andreas Vesale dans son livre publié en 1543, *De humani corporis fabrica*.

Après la célèbre publication de William Harvey en 1628 sur la circulation sanguine *(Exercitatio anatomica de motu cordi* et *Sanguinis in animalibus)*, William Heberden décrivit l'angine de poitrine en 1768 pour la première fois et publia sa description qui reste actuelle quatre siècles plus tard. Entre sa première description et 1782, Heberden vit une centaine de patients souffrant des mêmes symptômes. Parmi ceux-ci, un médecin de 52 ans le contacta et lui demanda d'effectuer son autopsie en cas de décès, suggérant que cela pourrait permettre d'apporter la cause de la maladie. Ce patient mourut trois ans plus tard, et Heberden demanda alors au chirurgien et anatomiste John Hunter, assisté d'Edward Jenner (qui devint célèbre plus tard pour l'introduction de la vaccination), d'effectuer l'autopsie. Ils ne mirent initialement en évidence aucune anomalie expliquant la survenue d'angor et passèrent à côté du diagnostic de sténose coronaire. C'est Jenner qui fit le premier le lien entre l'angor et l'atteinte coronaire chez un patient qu'il autopsia plus tard en 1786 : il décrivit « une sorte de vaisseau gras et ferme, formé au sein du vaisseau, avec une quantité considérable de matière ossifiée dispersée irrégulièrement à travers lui ». Il indiqua clairement à Heberden le lien qu'il faisait entre les lésions coronaires et les symptômes d'angine de poitrine. Dans un livre publié en 1799, Caleb Hillier Parry, un collègue et ami de Jenner, rapportait que seulement neuf cas d'angine de poitrine avaient été autopsiés [2].

Il fallut cependant attendre le XIXe siècle pour voir apparaître les descriptions plus précises de l'athérosclérose et faire le lien entre ces lésions vasculaires et leurs complications cliniques. Un chirurgien londonien, John Hodgson, publiait en 1815 une monographie sur les maladies vasculaires où il rapportait que l'inflammation était la cause des lésions athéroscléreuses et que les lésions touchaient l'intima. Il effectua également la première analyse chimique des lésions d'athérosclérose.

En 1829, dans une monographie, le Strasbourgeois J.F.M. Lobstein introduisit le terme d'artériosclérose, « un nom composé d'artère et de sclérose ». Le pathologiste Jean Cruveilhier dessina plusieurs lésions vasculaires et leurs complications cardiaques ou cérébrales entre 1829 et 1842.

Pour l'athérosclérose des membres inférieurs, c'est le vétérinaire Jean-François Bouley qui décrivit initialement la claudication intermittente chez le cheval. Charcot la décrivit chez l'homme en 1859, en lui donnant le nom de paralysie douloureuse.

La même année Malmsten et von Düben, en Suède, décrivaient la première observation anatomo-clinique d'un infarctus du myocarde provoqué par une occlusion coronaire [3]. Au début du XXe siècle, la plupart des médecins acceptaient le lien entre athérosclérose et angine de poitrine. Il fallut attendre 140 ans entre la description de l'angor d'Heberden et celle de l'infarctus du myocarde par James Herrick en 1912, en raison du fait que l'on pensait que l'occlusion d'une artère coronaire était presque toujours systématiquement mortelle [4]. Auparavant, l'entité infarctus du myocarde n'existait même pas dans les traités de médecine du début du siècle. C'est le même Herrick qui utilisa l'électrocardiogramme, introduit par Einthoven en 1902, pour faire le diagnostic d'infarctus du myocarde.

Le terme « athérome » fut donné à la plaque sténosante en 1755 par Albrecht von Haller, en raison de sa ressemblance avec un kyste ou un abcès rempli de matière pultacée (*athéré* en grec) [3]. C'est Felix Marchand (Leipzig) qui utilisa en 1904 le terme d'athérosclérose *(atherosklerose)*, consacré aujourd'hui car beaucoup plus juste que celui d'athérome puisqu'il introduit la notion de sclérose toujours associée à la « bouillie » (*athéré* en grec) athéromateuse.

C'est le cardiologiste bostonien, Samuel Levine, qui dans un livre publié en 1929 introduisit la notion que l'hérédité, le sexe masculin, l'obésité, le diabète et l'hypertension artérielle prédisposaient à la thrombose artérielle. Ce sont les travaux de Framingham qui, après la Seconde Guerre mondiale, établirent définitivement le rôle des facteurs de risque classiques de l'athérosclérose : hypertension artérielle, diabète, tabac et hypercholestérolémie [5]. Il s'agissait de la première grande étude épidémiologique prospective sur la pathologie cardiovasculaire ; Framingham est une ville située à une soixantaine de kilomètres de Boston, aux États-Unis, qui fut choisie en raison de la stabilité de sa population, qui était de plus représentative de la population américaine.

Le rôle du cholestérol est indissociable de l'athérosclérose. Il fut découvert en 1770 par Poulletier de la Salle, dans des foies putréfiés [6]. Longtemps confondu avec le blanc de baleine, il fut distingué des autres corps gras et isolé des calculs biliaires par Michel Chevreul en 1815, qui l'appela d'abord cholestéarine puis cholestérine [7]. Ce dernier démontrera aussi que les corps gras sont constitués essentiellement de glycérine sur laquelle se combinent un ou plusieurs acides différents (les acides gras) qu'il identifiera. Parmi ces derniers, l'acide stéarique connaîtra un grand succès car il sera la base de la bougie stéarique, qui est plus éclairante, moins coulante et moins malodorante que la bougie de suif que l'on utilisait alors.

Plus tard, c'est à Macheboeuf, un autre chercheur français, que l'on doit la description des lipoprotéines à la fin des années 1920 [8]. Il isola du plasma de cheval un complexe protéo-lipidique qui, malgré sa richesse en lipides, était soluble dans l'eau. En 1927, le prix Nobel de chimie fut attribué à Wieland et Windaus pour leurs travaux sur la structure du cholestérol. En 1964, le prix Nobel de physiologie fut également attribué à Konrad Bloch pour ses travaux portant sur la synthèse du cholestérol. Le lien expérimental entre athérosclérose et cholestérol fut démontré par Anitschkow et Chalatow en 1913. En 1938, Carl Müller, un médecin norvégien, fit le lien entre la xanthomatose familiale, l'hypercholestérolémie et l'incidence élevée d'atteinte coronaire [9]. Enfin, en 1985, le prix Nobel de médecine fut remis à Brown et Goldstein, pour l'ensemble de leurs travaux sur l'homéostasie du cholestérol et la découverte du récepteur des LDL.

Dans la seconde moitié du XIXe siècle, deux hypothèses principales s'affrontaient pour tenter d'expliquer la pathogénie de l'athérosclérose [3] :
– la théorie de l'incrustation ;
– la théorie de l'inflammation.

La théorie de l'incrustation de Carl von Rokitansky, proposée en 1852 et modifiée ensuite par Duguid en 1946, suggère que l'épaississement intimal observé dans l'athérosclérose résulterait d'un dépôt de produits dérivés du sang (essentiellement de la fibrine) associé à une organisation de fibroblastes entraînant une accumulation secondaire de lipides.

L'hypothèse inflammatoire, proposée par Virchow en 1856, donne un rôle de *primum movens* à l'irritation chronique de la paroi artérielle par l'infiltration de composants sanguins et par les coups de bélier de l'ondée sanguine. Pour Virchow, l'épaississement de la paroi est inflammatoire avec une prolifération de tissu conjonctif artériel, qui aboutit finalement à la dégénérescence graisseuse et à la calcification. La théorie thrombotique, plus récente, est en fait la version moderne de la théorie de l'incrustation et l'hypothèse inflammatoire a été développée récemment avec la mise en évidence du rôle des monocytes-macrophages, puis vraisemblablement de l'infection dans l'athérosclérose.

Au début du XXe siècle, Ignatowski en 1908 notait que des lapins nourris avec de la viande développaient des lésions athéroscléreuses. En 1913, Anitschkov et Chalatov démontraient qu'un régime riche en cholestérol entraînait la survenue de plaques artérielles, base des modèles d'athérogenèse encore utilisés. Cela était également le départ de la théorie de l'imbibition, précurseur de la théorie lipidique plus moderne.

Ces deux théories ont été intégrées, à la fin des années 1970, dans une théorie plus complexe, mais sans doute plus proche de la réalité (sans la toucher), appelée l'« hypothèse de la réponse à une lésion » *(response to injury hypothesis)* développée par Russel Ross. Cette théorie de la genèse initiale de l'athérosclérose n'est actuellement pas la seule, et d'autres défendent l'hypothèse monoclonale ou infectieuse. Le rôle d'agents infectieux comme les *Chlamydia* ou les Herpes-virus et de mécanismes auto-immuns sont régulièrement évoqués et le rôle de l'infection a récemment été confirmé dans plusieurs études ; la démonstration récente d'un lien entre une CRP *(C reactive protein)* élevée et la survenue ultérieure de maladie coronaire est en faveur d'une liaison entre athérosclérose et inflammation.

C'est finalement à Russel Ross, disparu prématurément en 1999, que revient le grand mérite d'avoir unifié les différentes hypothèses en faisant de l'athérosclérose une « réponse à une agression », l'agression n'étant pas forcément visible macroscopiquement. Dans cette hypothèse, l'inflammation induite joue un rôle de réparation qui peut outrepasser ses fonctions et devenir inadéquat donc pathologique. Les premières agressions pariétales dans cette théorie « uniciste » seraient induites par l'imbibition de lipides plasmatiques avec la production de cytokines et de facteurs de croissance favorisant la sclérose et pouvant à leur tour favoriser, d'une part, l'imbibition de lipides, mais aussi, d'autre part, la survenue de complications à type de rupture de plaques entraînant l'« incrustation » de thrombus.

Après la Seconde Guerre mondiale, outre les progrès physiopathologiques, il y a eu de grosses avancées dans l'identification et le démembrement des dyslipidémies et des autres facteurs de risque de l'athérosclérose grâce aux études épidémiologiques aboutissant finalement au développement de traitements efficaces. John Gofman *et al.* développent en 1949 l'ultracentrifugation pour identifier les différents types de lipoprotéines [10].

L'étude de Framingham démontre après la guerre le rôle des facteurs de risque d'athérosclérose en conjonction avec d'autres études telles que celle de Keys [11, 12]. En 1967, Donald Fredrickson publie cinq articles consécutifs dans le *New England Journal of Medicine* sur la classification des dyslipidémies qui reste d'actualité [13]. Depuis les années 1970, Brown et Goldstein ont démembré l'homéostasie intracellulaire du cholestérol régulant la cholestérolémie plasmatique. Cela a abouti en 1976 à l'identification, par Endo, d'un composé fongique ayant une activité inhibitrice de l'HMG-CoA réductase (enzyme clé de la synthèse endogène du cholestérol) et chef de file des statines. Ces dernières ont révolutionné la prévention de l'athérosclérose au même titre que l'aspirine. Presque au même moment, en 1979, Andreas Gruntzig effectuait la première angioplastie avec un ballonnet, geste qui depuis vingt ans a également révolutionné le traitement des maladies liées à l'athérosclérose.

L'histoire de l'athérosclérose est encore en plein mouvement, avec notamment la possibilité d'une prévention par une thérapeutique anti-infectieuse (antibiotiques ou vaccination), mais aussi avec la meilleure compréhension de sa physiopathologie. Cela devrait aboutir au développement de nouvelles molécules faisant régresser la plaque constituée ou visant à développer l'angiogenèse afin de favoriser le développement de la circulation collatérale. Le XXIe siècle regardera certainement nos théories actuelles avec le même recul que celui que nous avons pour les théories précédentes. Nos « certitudes médicales » d'aujourd'hui seront l'histoire de demain.

POUR EN SAVOIR PLUS

1. Goodman DeWitt S. Cholesterol revisited. Molecule, medicine and media. *Arteriosclerosis* 1989 ; 9 : 430-8.
2. Fye WB. A historical perspective on atherosclerosis and coronary artery disease. In : Fuster V, Ross R, Topol EJ, eds. *Atherosclerosis and coronary artery disease*. Philadelphia : Lippincott-Raven, 1996 : 1-12.
3. Capron L. Évolution des théories sur l'athérosclérose. *Rev Prat* 1996 ; 46 : 533-7.
4. Herrick JB. Clinical features of sudden obstruction of the coronary arteries. *JAMA* 1912 ; 59 : 2015-20.
5. Kannel WB, Castelli WP, Gordon T, Mc Namara PM. Serum cholesterol, lipoproteins and the risk of coronary heart disease. The Framingham study. *Ann Intern Med* 1971 ; 74 : 1-12.
6. Pacheco H. *Le cholestérol*. Paris : PUF, Que sais-je, 1978.
7. Saint-Restitut C. Michel Chevreuil 1786-1889. *Gazette Médicale* 1988 ; 95 : 79-81.
8. Dizerbo LJ. Recherche sur les cénapses lipido-protéidiques acido-précipitables du sérum sanguin de l'homme et de divers vertébrés. Thèse de Doctorat de l'Université de Pharmacie de Bordeaux, 8 juillet 1939.
9. Müller C. Xanthomata, hypercholesterolemia, angina pectoris. *Acta Medica Scand* 1938 ; 89 : 75-84.
10. Gofman JW, Lindgren FT, Elliott H. Ultracentrifugal studies of lipoproteins of human serum. *J Biol Chem* 1949 ; 179 : 973-9.
11. Serum cholesterol, lipoproteins, and the risk of coronary heart disease. The Framingham study. *Ann Intern Med* 1971 ; 74 : 1-12.
12. Keys A, Anderson JT, Grande F. Prediction of serum-cholesterol responses of man to changes in fats in the diet. *Lancet* 1957 ; ii : 959-66.
13. Fredrickson D, Levy RI, Lees RS. Fat transport in lipoproteins – an integrated approach to mechanisms and disorders. *N Engl J Med* 1967 ; 276 : 34-44, 94-103, 148-56, 215-25, 273-81.

Définition et description des lésions aux différents stades au cours de l'histoire naturelle de l'athérosclérose

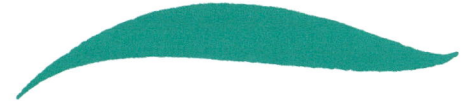

L'athérosclérose est connue en médecine depuis longtemps, comme vient de le souligner le chapitre précédent. De même, les lésions évoluées d'athérosclérose ont été caractérisées depuis plus d'un siècle par les pathologistes. Cependant, l'approche méthodologique de ces lésions a longtemps entraîné une vue assez statique de l'athérosclérose. Cette notion a culminé avec la définition descriptive de l'OMS en

1958 qui ne reconnaissait qu'un seul type de lésion, la plaque fibrolipidique non compliquée, sans aucune notion de lésions précurseurs, de progression des lésions et de complications. Ainsi, la définition de l'OMS [1] définissait l'athérosclérose comme une association variable de remaniements de l'intima des artères de gros et moyen calibre, consistant en une accumulation focale de lipides, de glucides complexes, de sang et de produits sanguins, de tissu fibreux et de dépôts calcaires, le tout s'accompagnant de modifications de la média. Bien que cette définition soit limitée à un seul type de lésion statique, elle a l'avantage, d'une part, d'être purement descriptive morphologique et donc de rester d'actualité et, d'autre part, de faire ressortir quelques grandes caractéristiques de la lésion d'athérosclérose, à savoir son siège dans l'intima, tunique interne des artères, ses territoires de prédilection, artères de gros et moyen calibre, et enfin son retentissement sur la média, favorisant le développement des anévrysmes.

Les progrès dans nos connaissances des lésions d'athérosclérose sont venus, d'une part, des études de corrélation anatomo-clinique et plus récemment de corrélation imagerie vasculaire-clinique et, d'autre part, des études épidémiologiques effectuées chez des sujets jeunes afin d'étudier l'histoire naturelle de la maladie (et non plus uniquement les stades tardifs, comme cela était le cas jusqu'à présent, à partir des études provenant d'autopsies et de pièces opératoires de sujets plus âgés et surtout déjà atteints de maladies cardiovasculaires). Plusieurs études épidémiologiques effectuées chez des sujets jeunes décédés de causes non cardiovasculaires ont évalué macroscopiquement et, pour certaines de ces études, histologiquement, les artères dans des sites de référence : l'aorte thoracique, l'aorte abdominale, les coronaires.

À partir de ces études, dont les trois principales sont celles de Stary [2], l'étude PDAY [3, 4] et l'étude de Bogalusa [5], la prévalence, l'extension et la distribution des lésions selon les territoires artériels, l'âge, le sexe et le type de lésion (lésion initiale ou lésion évoluée) ont été déterminées. Ainsi ces études ont permis de connaître l'histoire naturelle des lésions d'athérosclérose et de démontrer que la lésion d'athérosclérose est une lésion évolutive, passant par différents stades dont chacun est l'évolution du précédent : ainsi toute lésion avancée est l'évolution d'une lésion initiale. De plus, ces études ont démontré que les lésions initiales survenaient très tôt dans la vie, chez des jeunes enfants, voire des nourrissons.

Ces études ont également mis en évidence que les lésions initiales se développaient dans des territoires électifs, essentiellement l'aorte thoracique, puis abdominale, puis les coronaires, et dans des sites particuliers, au niveau des bifurcations, en regard du bec de division artérielle. En regard du bec de division, les forces de cisaillement sont moindres et on observe naturellement une adaptation de la paroi artérielle consistant en un épaississement intimal naturel, dépourvu de lipides : le coussinet intimal *(figure 1)*. Celui-ci a la propriété d'être une zone sensible au développement des lésions initiales d'athérosclérose. Enfin, certaines de ces études épidémiologiques, les études PDAY et de Bogalusa, ont évalué les facteurs de risque des sujets étudiés pour les corréler à l'importance des lésions athéroscléreuses observées.

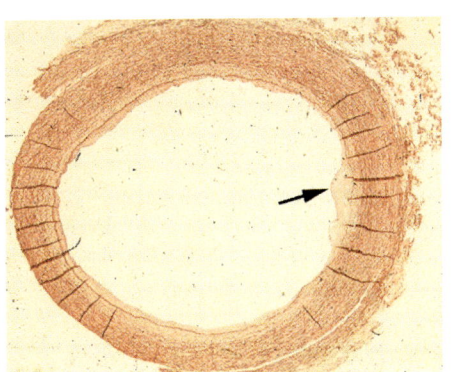

Figure 1. Coussinet intimal (flèche) correspondant à un foyer d'hyperplasie intimale sur l'artère sous-clavière chez un jeune enfant. Dans cette zone d'épaississement intimal, il n'y a pas d'accumulation lipidique. (X 20).

DESCRIPTION DES LÉSIONS AUX DIFFÉRENTS STADES DE L'HISTOIRE NATURELLE

Les lésions ont été classées en tenant compte du caractère évolutif dynamique de l'athérosclérose mis en évidence par des études anatomopathologiques et épidémiologiques. Ainsi une classification histogénétique a été proposée sous l'égide de *l'American Heart Association* dans le cadre du *Committee*

TABLEAU I. DÉFINITION DES LÉSIONS AUX DIFFÉRENTS STADES DE L'HISTOIRE NATURELLE DE L'ATHÉROSCLÉROSE DANS LA CLASSIFICATION DE L'AHA

Types de lésions	Âge d'apparition habituel	Corrélations anatomocliniques
Lésions précoces **Type I** Macrophages spumeux isolés	0-10 ans	Absence complète de manifestations
Type II Stries lipidiques : macrophages et quelques cellules musculaires lisses spumeuses	0-10 ans	Aucune manifestation
Type III Stries lipidiques auxquelles se rajoute une discrète accumulation de lipides extracellulaires	Âge intermédiaire, après 20 ans	Aucune manifestation clinique
Lésions avancées **Type IV** Athérome : formation d'un centre lipidique sans fibrose	Après 40 ans	Manifestations cliniques possibles
Type V Fibro-athérome – Va : centre lipidique avec chape fibreuse – Vb : en plus, calcifications – Vc : plaques athéroscléreuses fibreuses avec centre lipidique minuscule ou absent	Après 40 ans	Manifestations cliniques possibles dépendant essentiellement du degré de sténose
Type VI Athérosclérose compliquée – VIa : ulcération – VIb : hématome ou hémorragie intra-plaque – VIc : thrombose	Après 40 ans	Manifestations cliniques possibles : fréquentes mais pas constantes

on Vascular Lesions of the Council on Arteriosclerosis [6-8]. Cette classification, dite de l'AHA, reconnaît six types lésionnels successifs, chaque type provenant du type lésionnel précédent. Cela caractérise le génie évolutif propre des lésions d'athérosclérose, à savoir l'évolution de certaines lésions initiales vers des lésions avancées et la transformation de certaines des lésions avancées en lésions compliquées. Cette classification ne reconnaît de réversibilité que pour le dernier type lésionnel, le type VI, où des lésions compliquées peuvent cicatriser et se transformer en lésions de type V (athérosclérose non compliquée). Enfin, le type IV peut directement passer au type VI lors de la survenue de complications de plaques sans chape fibreuse bien caractérisée : cela renvoie à la notion de plaque fragile qui sera abordée plus loin. L'ensemble des six types de lésions définis par l'AHA est présenté dans le *tableau I*.

TYPE I

C'est la première lésion initiale décrite dans la classification de l'AHA. Elle est caractérisée par la présence de cellules spumeuses isolées dans l'intima des artères de gros et moyen calibre *(figure 2)*. Ces cellules spumeuses siègent essentiellement dans les zones sensibles qui ont été définies ci-dessus, à savoir les coussinets intimaux. Ces cellules spumeuses sont des macrophages. Ce fait ne peut être démontré

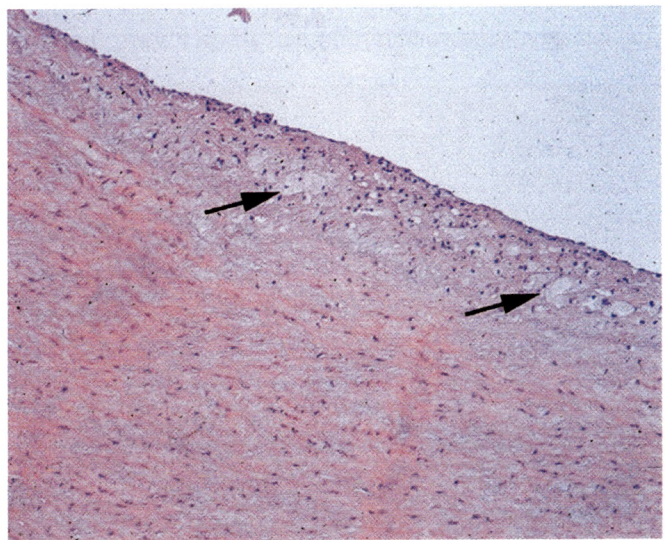

Figure 2. Lésion de type I. Quelques cellules spumeuses (flèches) isolées dans l'intima de l'aorte d'un enfant. (X 100).

que par des études immunohistochimiques précisant le phénotype de ces cellules, caractérisées essentiellement par une positivité avec les anticorps anti-macrophagiques classiques : anti-CD68 et HAM56. Ces cellules spumeuses sont en petit nombre et ne peuvent être détectées que par l'examen microscopique des artères. Elles ne sont absolument pas visibles en macroscopie et ne sont donc pas reconnues par les études épidémiologiques anatomiques purement macroscopiques. L'aspect spumeux est produit par l'accumulation dans le cytoplasme des macrophages de lipides, essentiellement des esters de cholestérol.

TYPE II

Il est caractérisé par l'accumulation d'un plus grand nombre de cellules spumeuses dans l'intima des artères. Ces cellules s'organisent en petits amas dans la couche superficielle sous-endothéliale de l'intima et forment ainsi des lésions visibles en macroscopie : les stries lipidiques *(figures 3 et 4)*. Les stries lipidiques apparaissent à l'œil nu comme des lésions jaunâtres, sans relief ou quasiment sans relief, sous forme de lignes allongées parallèlement au flux sanguin. Elles siègent de façon prédominante au niveau de l'aorte thoracique

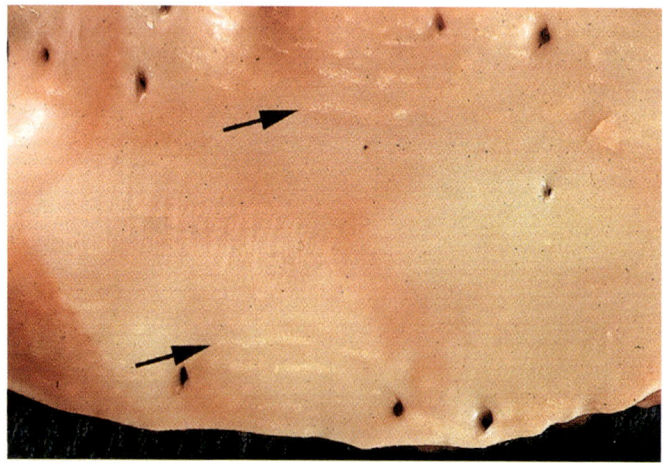

Figure 3. Lésion de type II : aspect macroscopique de stries lipidiques aortiques orientées parallèlement au flux sanguin.

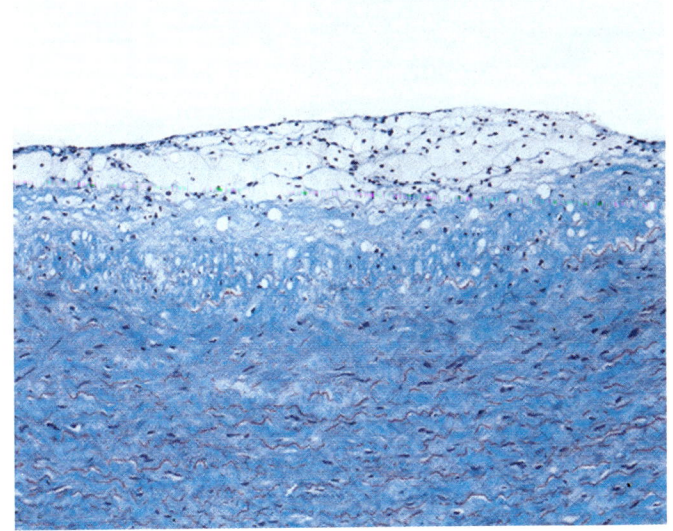

Figure 4. Lésion de type II : aspect histologique d'une strie lipidique caractérisé par une accumulation focale de cellules spumeuses sous l'endothélium. (X 40).

et sont l'évolution du type I précédent. Il n'y aucune accumulation de lipides extracellulaires. Les cellules spumeuses sont toujours recouvertes par un endothélium présent histologiquement et caractérisable par des marqueurs immunohistochimiques endothéliaux (facteur von Willebrand, CD31 (PECAM), CD34). Les lésions initiales (types I et II) sont des lésions précoces qui peuvent être observées dès les premières semaines de la vie avec une incidence proche de 50 % des sujets à 1 an. Leur fréquence diminue durant l'enfance puis augmente de nouveau après 10 ans, vers la puberté, pour toucher deux tiers des sujets dans la tranche 10-15 ans.

TYPE III

Ce type est caractérisé par l'accumulation en faible quantité de lipides extracellulaires, en plus des cellules spumeuses. Cette accumulation de lipides extracellulaires en faible quantité se fait sous le foyer de cellules spumeuses *(figure 5)*. La quantité de lipides extracellulaires est discrète et il n'y a pas

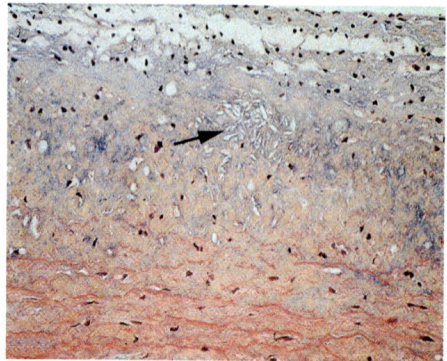

Figure 5. Lésion de type III : accumulation d'une petite quantité de lipides extracellulaires (flèche) sous les cellules spumeuses, sans formation d'un centre lipidique. (X 100).

de véritable centre lipidique. Le type III survient à un âge plus tardif, après 20 ans. À aucun de ces types lésionnels (I, II, III) n'est associée de manifestation clinique.

TYPE IV

Ce type définit la première lésion entrant dans le cadre des lésions avancées. La lésion de type IV est caractérisée par la formation d'un centre lipidique, accumulation focale de lipides extracellulaires, sous le groupement de cellules spumeuses de surface *(figure 6)*. Ce centre lipidique ou centre athéromateux apparaît comme une zone de moindre cellularité avec des fentes de cristaux de cholestérol, quelques macrophages dont des cellules géantes. L'ensemble lésionnel constituant la lésion de type IV, à savoir les cellules spumeuses et les lipides

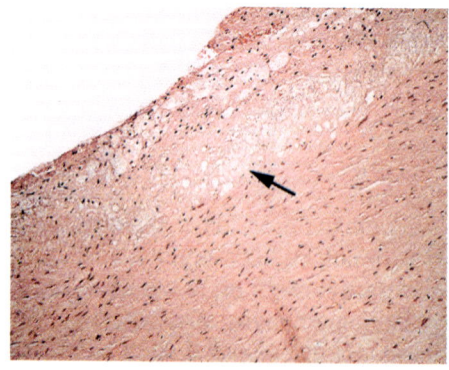

Figure 6. Lésion de type IV : formation d'un centre lipidique (flèche) sous la couche de cellules spumeuses dans l'intima aortique. (X 100).

extracellulaires, n'est pas entouré par une réaction fibreuse. Les lésions de type IV, les premières dans la série des lésions avancées, peuvent commencer à apparaître après l'âge de 15 ans et surtout après 40 ans. Leur fréquence augmente avec l'âge.

Ces lésions sont remarquables par leur proportion élevée du composant lipidique au sein de la plaque puisque la fibrose n'y est pas développée. Cela, on le verra plus loin au chapitre des plaques fragiles, constitue l'une des caractéristiques morphologiques des plaques reconnues comme plaques à risque qui ont une plus forte tendance à se compliquer de thrombose. Ainsi, à l'occasion d'un événement thrombotique, une lésion de type IV peut devenir sans intermédiaire une lésion de type VIc ou lésion compliquée de thrombose.

TYPE V

C'est la lésion typique de l'athérosclérose ou plaque d'athérosclérose ou plaque fibrolipidique ou fibro-athérome telle qu'elle a été décrite dans la définition de l'OMS. Son incidence augmente avec l'âge et est observée chez une majorité d'individus à partir de 40 ans. Rarement, la plaque d'athérosclérose peut être observée dès 15-20 ans. Ce qui fait l'intérêt clinique de la lésion de type V, ce n'est pas tellement son incidence dans une population, c'est surtout l'extension des lésions et encore plus le degré de sténose engendré. En effet, les lésions de type V constituent des plaques athéroscléreuses qui occupent un certain volume, saillant plus ou moins dans la lumière artérielle. Ces lésions ne sont jamais suffisamment volumineuses pour entraîner une sténose significative dans la lumière de l'aorte. En revanche, pour des artères de plus petit calibre, comme les coronaires épicardiques, le volume occupé par une plaque d'athérosclérose peut être extrêmement important et ainsi être corrélé à des manifestations cliniques uniquement liées à l'importance du degré de sténose artérielle.

La plaque d'athérosclérose est une lésion nettement visible à l'examen macroscopique des artères. Elle est constituée par une plage plus ou moins étendue, plus ou moins saillante, de coloration jaunâtre sur le versant luminal de l'artère *(figure 7)*.

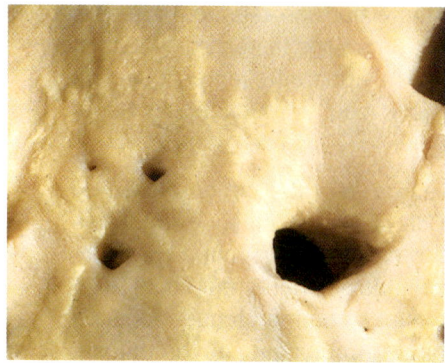

Figure 7. Lésion de type V : aspect macroscopique d'une plaque d'athérosclérose ou plaque fibrolipidique au niveau de l'aorte à proximité de l'ostium des artères rénales. La plaque apparaît comme un foyer jaunâtre avec peu de relief dans le cas présent.

Bien souvent, les plaques ne sont pas uniques. Elles peuvent parfois confluer dans les situations d'athérosclérose étendue. Elles sont souvent calcifiées, ce qui ne constitue pas en soi une complication. À la coupe d'une plaque fibrolipidique ou plaque d'athérosclérose, il est possible d'observer macroscopiquement sa constitution : schématiquement, au centre de la

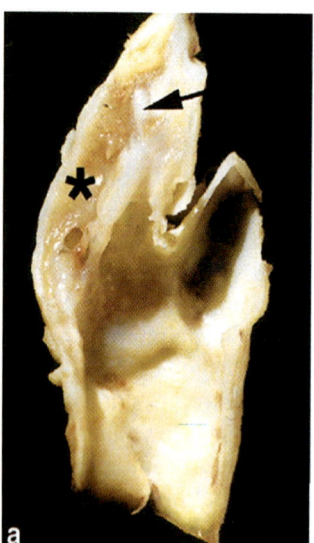
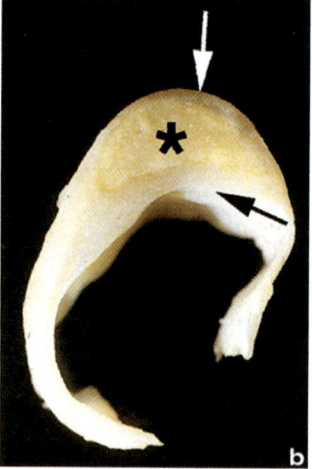

Figure 8. a. Plaque d'athérosclérose ou plaque fibrolipidique vue en coupe longitudinale sur le bulbe carotidien. Le centre lipidique (étoile) est entouré par du tissu fibreux (flèche). **b.** Vue en coupe transversale d'une plaque d'athérosclérose de la carotide interne. Le centre lipidique est abondant (étoile) et entouré de tissu fibreux (flèches).

lésion, le centre lipidique, et autour, du tissu fibreux, la chape fibreuse *(figure 8a et b)*. L'examen histologique de la lésion de type V précise ces deux composants *(figure 9)*. Le centre lipidique est constitué de cellules spumeuses, de lipides extracellulaires, essentiellement sous l'aspect de fentes de cristaux de cholestérol, de cellules géantes, parfois d'un aspect nécrotique *(figure 10)*. Grâce au typage cellulaire reposant sur l'immunohistochimie [9-11], il apparaît que le constituant cellulaire principal du centre lipidique est composé par des cellules macrophagiques, pour environ 70 %, représentées essentiellement par des cellules spumeuses et les cellules géantes *(figure 11)*. Environ 20 % des cellules du centre lipidique sont des cellules musculaires lisses vasculaires caractérisées en immunohistochimie par une forte positivité pour l'actine. Le centre lipidique est riche en lipides, essentiellement des esters de cholestérol, mais aussi en cholestérol

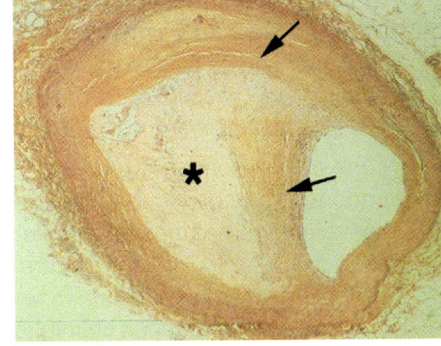

Figure 9. Lésions de type Va : vue histologique d'une plaque d'athérosclérose coronaire sténosante avec un centre lipidique (étoile) abondant entouré d'une chape fibreuse (flèches). (X 20).

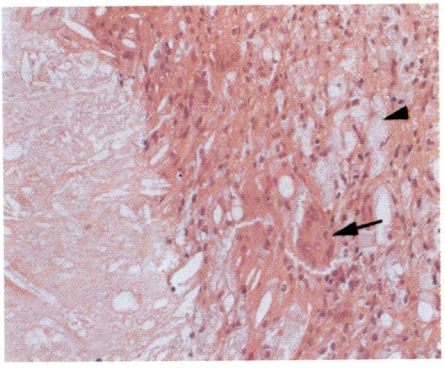

Figure 10. Vue à plus fort grossissement sur le centre lipidique constitué de nombreuses fentes de cristaux de cholestérol, de cellules géantes (flèche), de cellules spumeuses (tête de flèche). (X 200).

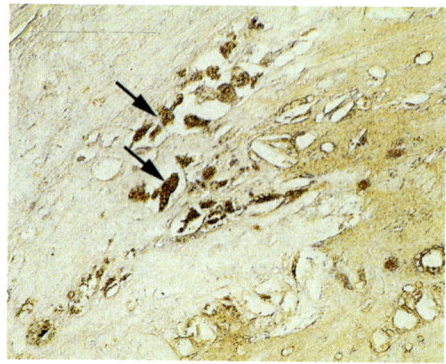

Figure 11. Dans le centre lipidique d'une plaque d'athérosclérose, immunomarquage des macrophages avec un anticorps anti-CD68 (flèches). (X 200).

libre, en phospholipides. La chape fibreuse entoure le centre lipidique *(figure 12)*. Elle est constituée d'une matrice extracellulaire abondante comprenant essentiellement des collagènes fibrillaires de type I et III, et aussi des glycoprotéines de structure dont la fibronectine, des glycosaminoglycanes, essentiellement des chondroïtines-sulfates. Le type cellulaire prédominant, à l'opposé du centre lipidique, est la cellule musculaire lisse vasculaire, représentant environ 70 % des cellules de la chape fibreuse *(figure 13)*.

Le reste est constitué d'environ 20 % de macrophages. Il est important de noter que la densité cellulaire est extrêmement variable dans la chape fibreuse d'une plaque d'athérosclérose à l'autre et d'un point à l'autre d'une même plaque. Cette variabilité de densité cellulaire repose sur la variabilité de densité de deux populations cellulaires distinctes et donc sur deux

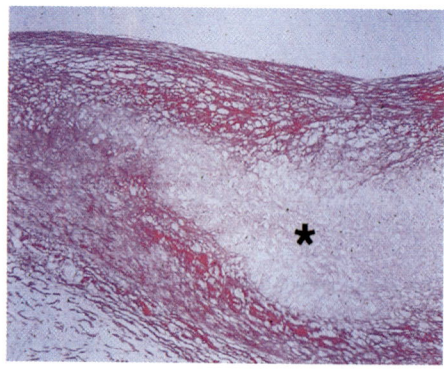

Figure 12. La chape fibreuse colorée en rouge par un colorant spécifique du collagène entoure le centre lipidique (étoile). (X 50).

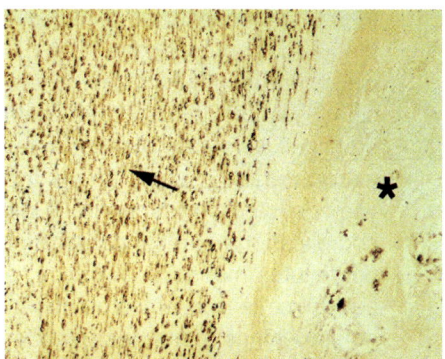

Figure 13. Mise en évidence des cellules musculaires lisses vasculaires par immunomarquage avec un anticorps anti-actine. Les cellules musculaires lisses sont nombreuses dans la chape fibreuse (flèche) et sont rares dans le centre lipidique (étoile). (X 100).

phénomènes physiopathologiques distincts. Tout d'abord, la densité de cellules inflammatoires, essentiellement des macrophages, est variable, permettant de définir des plaques d'athérosclérose inflammatoires *(figure 14)*. Le rôle de l'inflammation dans la plaque d'athérosclérose sera abordé dans un autre chapitre : brièvement, la présence d'un infiltrat

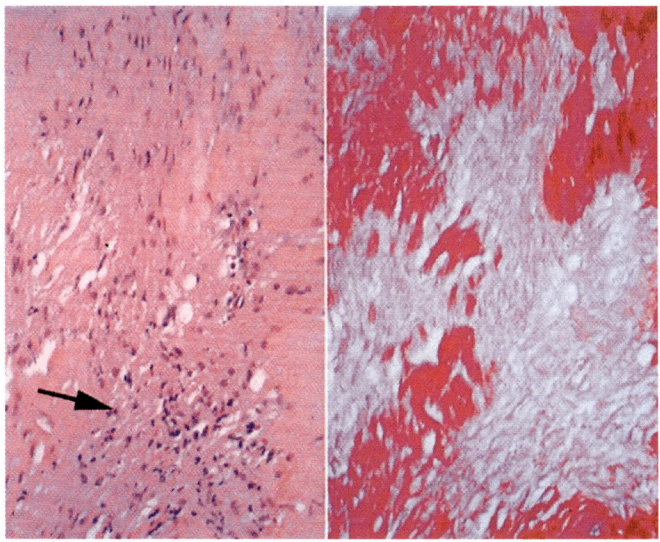

Figure 14. À gauche, foyer inflammatoire (flèche) dans la chape fibreuse d'une plaque d'athérosclérose. À droite, la coloration du collagène par le rouge sirius de la même coupe met en évidence un foyer de destruction de la chape fibreuse correspondant au foyer inflammatoire. (X 100).

inflammatoire est liée à la survenue de complications de la plaque d'athérosclérose [11].

Le second contingent cellulaire de la plaque est constitué de cellules musculaires lisses, dont la densité est variable. On distingue ainsi des plaques peu cellulaires riches en matrice extracellulaire et des plaques ayant une densité cellulaire élevée, pouvant correspondre à des zones de cicatrisation de complications après incorporation de thrombose, prolifération de cellules musculaires lisses, et synthèse de matrice extracellulaire. Le troisième composant cellulaire détecté par immunohistochimie dans les plaques d'athérosclérose est une population lymphocytaire T qui atteint environ 10 % des cellules de la plaque *(figure 15)*. Le rôle des lymphocytes T dans l'athérogenèse sera discuté dans un autre chapitre. Enfin, le quatrième type cellulaire observé à la surface des plaques d'athérosclérose ou lésions de type V est la cellule endothéliale qui forme un revêtement continu thrombo-résistant. Sa persistance et son intégrité fonctionnelle vont de paire avec l'absence de complications au niveau de la plaque. La classification de l'AHA reconnaît trois sous-types dans le type V :

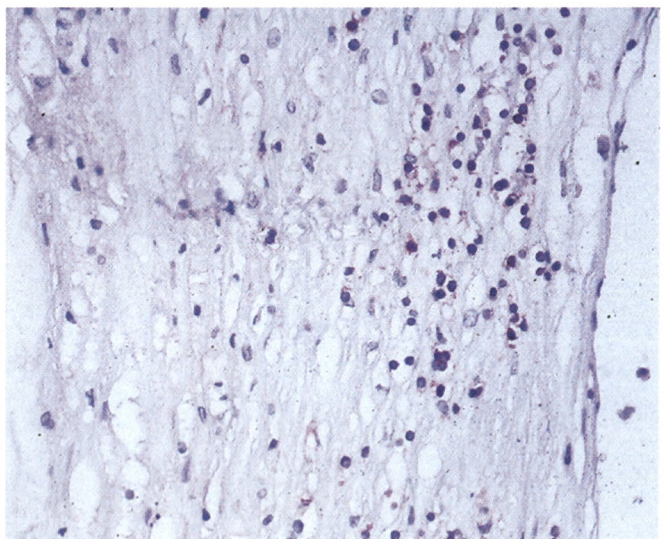

Figure 15. Mise en évidence des lymphocytes T dans la chape fibreuse d'une plaque d'athérosclérose par immunomarquage avec un anticorps anti-CD3. (X 200).

- la lésion de type Va est la plaque d'athérosclérose ou plaque fibrolipidique, telle qu'elle vient d'être décrite ;
- la lésion de type Vb caractérisée par la présence de calcifications au sein de la plaque *(figure 16)* ;
- la lésion de type Vc caractérisée par l'absence ou quasi-absence de centre lipidique, ce qui génère une plaque fibreuse *(figure 16)*.

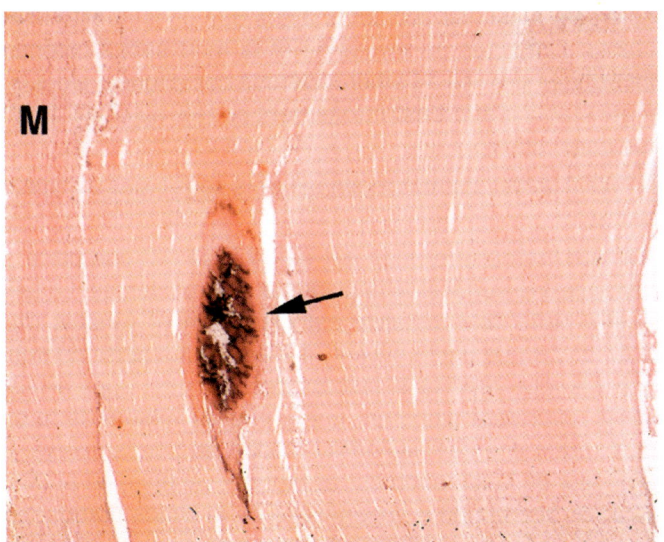

Figure 16. Lésion de type Vb et c correspondant à une plaque fibreuse calcifiée caractérisée par l'absence de centre lipidique et par une calcification (flèche). M : média. (X 40).

TYPE VI

C'est la plaque d'athérosclérose compliquée. Elle survient habituellement après 40 ans. Sa survenue n'est pas corrélée au volume de la plaque : ainsi une complication peut survenir sur une plaque peu sténosante et donc difficilement détectable préalablement à la complication par des examens classiques d'imagerie vasculaire. Les lésions de type VI font suite à l'évolution vers une complication des lésions de type IV et V. Souvent, la cicatrisation de la complication permet l'organisation de la thrombose ou de l'hémorragie intraplaque, contribuant ainsi à la progression de la plaque qui augmente son volume et aussi à son retour vers un type V. La survenue de complications est l'autre processus physiopathologique pouvant rendre une plaque symptomatique cliniquement (le premier étant la sténose). Ainsi, grâce aux corrélations anatomocliniques et imagerie vasculaire-clinique, il est actuellement bien établi que certaines manifestations sont étroitement corrélées à la survenue de complications sur une plaque d'athérosclérose. Ainsi, les accidents aigus que constituent l'angor instable, l'infarctus du myocarde et la mort subite coronaire sont étroitement liés à l'athérosclérose compliquée, alors que l'angor stable d'effort est étroitement corrélé au degré de sténose engendrée par une plaque de type V.

La classification de l'AHA reconnaît trois sous-types au type VI. Ce sont :

• Le type VIa ou ulcération est caractérisé par une perte de substance à la surface de la plaque d'athérosclérose. La taille de cette perte de substance est extrêmement variable *(figures 17 et 18)*. Le plus souvent, il s'agit d'une perte de substance étendue repérable macroscopiquement, apparaissant comme un cratère amputant une partie du volume de la plaque, formant une dépression au rapport au bord surélevé. La profondeur de l'ulcération est également variable, ne pouvant concerner que la partie superficielle de la chape fibreuse, ou bien plus profonde emportant également une partie du centre lipidique, ou encore plus profonde en portant la quasi-totalité de la plaque, ne laissant persister que la profondeur de la chape fibreuse. Ces derniers aspects réalisent des ruptures de plaques *(figure 19)*. Parfois, l'ulcération est de petite taille,

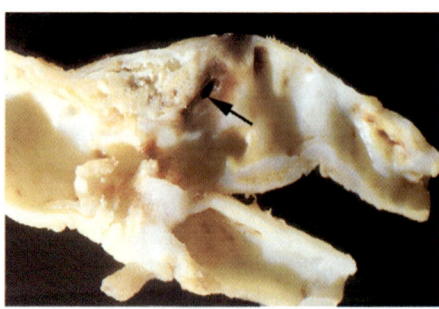

Figure 17. Lésion de type VIa : plaque d'athérosclérose compliquée d'ulcération (flèche) au niveau du bulbe carotidien.

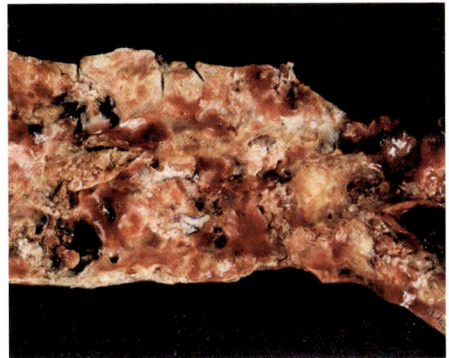

Figure 18. Lésion de type VIa : multiples plaques d'athérosclérose ulcérées confluantes sur l'aorte abdominale et la bifurcation iliaque.

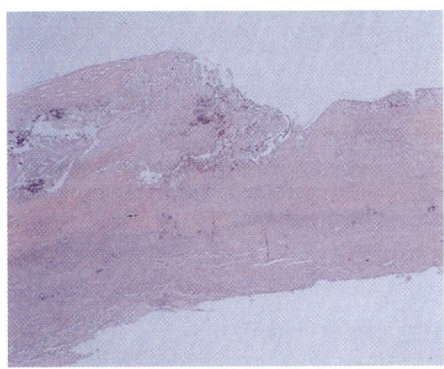

Figure 19. Lésion de type VIa : vue histologique d'une rupture de plaque ne laissant persister que le fond de la chape fibreuse. (X 20).

uniquement détectée par l'examen microscopique des lésions *(figure 20)* : de telles micro-ulcérations exposent à des risques de symptomatologie clinique et sont actuellement difficilement détectables par les moyens d'imagerie vasculaire. Enfin, plus récemment, a été décrite, au niveau des artères coronaires, l'érosion, par opposition à la rupture de plaques, responsable de thrombose [12]. L'érosion est une perte de substance extrêmement superficielle, quasiment limitée à la couche cellulaire endothéliale, uniquement détectée par l'examen microscopique de plaques d'athérosclérose sous-jacentes à une thrombose coronaire *(figure 21)*.

- Le type VIb ou hémorragie (ou hématome) intraplaque : il s'agit d'une complication fréquente qui peut être responsable d'une symptomatologie clinique, en particulier dans le

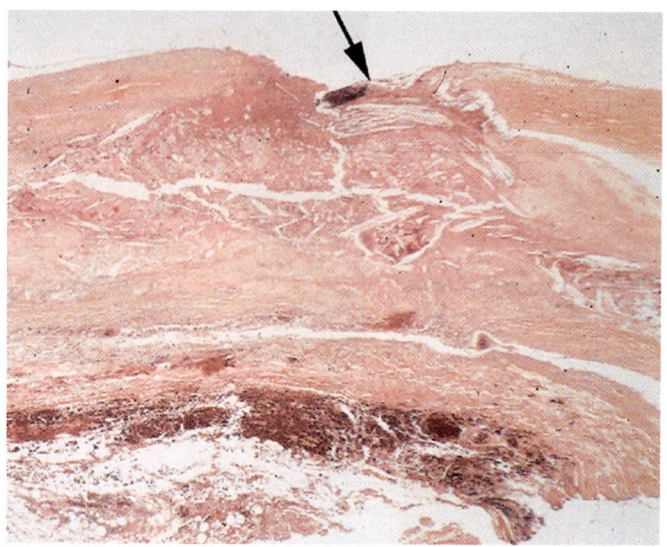

Figure 20. Ulcération microscopique (flèche). Entre les deux berges de l'ulcération correspondant à la chape fibreuse, le contenu lipidique du centre athéromateux est exposé à la lumière artérielle et donc susceptible d'emboliser. (X 20).

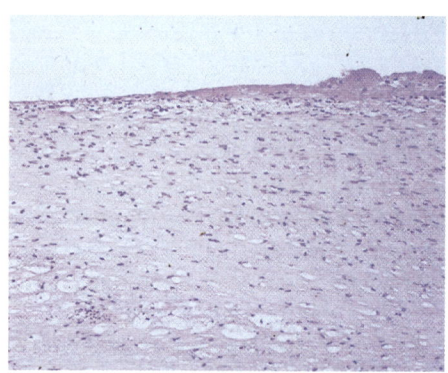

Figure 21. Érosion : la thrombose repose sur une plaque sans perte de substance évidente. (X 100).

territoire carotidien. Cette complication correspond à l'établissement d'une collection sanguine à l'intérieur de la plaque *(figures 22 et 23)*, en particulier dans le centre lipidique, ce qui aboutit à une augmentation de volume rapide de la plaque. L'hémorragie intraplaque est fréquemment associée à l'ulcération qui en serait le mécanisme favorisant, permettant

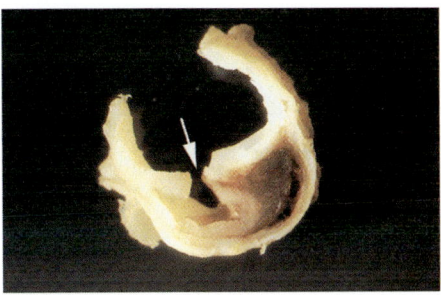

Figure 22. Lésion de type VIb : hémorragie ou hématome intraplaque dans le bulbe carotidien vu en coupe transversale. Cette complication est associée à une ulcération (flèche).

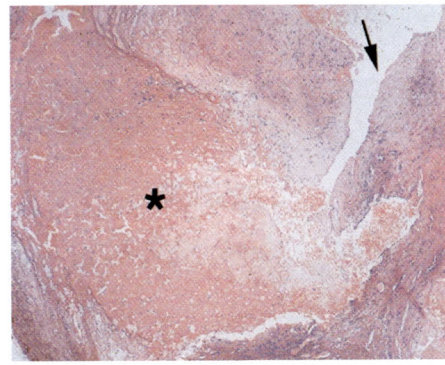

Figure 23. Lésion de type VIb : vue histologique d'une hémorragie intraplaque (étoile) associée à une ulcération de la chape fibreuse (flèche). (X 20).

l'issue de sang à partir de la lumière vers l'intérieur de la plaque *(figures 22 et 23)*. La rupture de néovaisseaux à l'intérieur de la plaque sous l'effet de contraintes hémodynamiques a aussi été proposée comme mécanisme possible à la survenue d'hémorragie intraplaque. L'hémorragie intraplaque est susceptible de subir une détersion macrophagique, suivie d'organisation conjonctive avec synthèse de matrice extracellulaire, relargage de lipides membranaires, le tout aboutissant à la progression de la plaque.

Le type VIc ou thrombose : c'est la complication majeure de l'athérosclérose. La thrombose survient sur une plaque pas nécessairement volumineuse, ayant perdu son revêtement endothélial thrombo-résistant de surface, fonctionnellement ou anatomiquement dans le cadre d'une érosion ou plus souvent d'une ulcération. La thrombose peut être occlusive essentiellement dans les artères de moyen calibre *(figure 24)*, exceptionnellement dans l'aorte *(figure 25)*, ou être murale

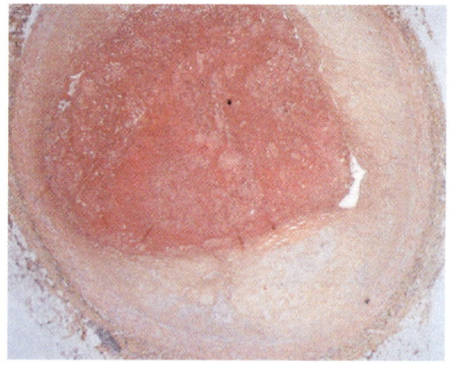

Figure 24. Lésion de type VIc : thrombose occlusive sur plaque d'athérosclérose coronaire. Cette thrombose est récente sans aucune organisation. (X 20).

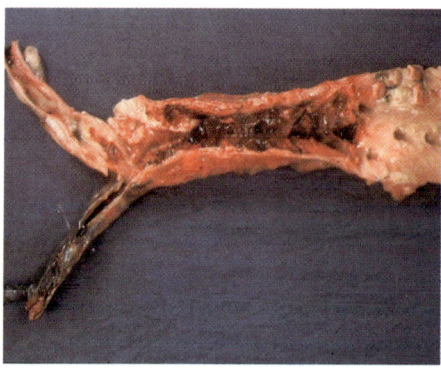

Figure 25. Lésion de type VIc : thrombose occlusive abdominale sous-rénale s'étendant dans l'artère iliaque droite. L'occlusion thrombotique d'une aorte non anévrysmale est une complication rare.

(figures 26 et 27), c'est-à-dire pariétale non occlusive laissant persister une lumière à côté du thrombus adhérent à la paroi. Macroscopiquement, le thrombus apparaît comme un matériel noirâtre tapissant l'ulcération et correspondant à l'équivalent cutané de la croute sur une plaie. À la coupe, pour les thrombus volumineux comme ceux observés dans les anévrysmes, il est possible d'observer le caractère stratifié du thrombus. Le thrombus peut subir une organisation conjonctive observable par l'examen histologique de la plaque thrombosée. Le thrombus fibrinocruorique est, lors de l'organisation, d'abord colonisé par les macrophages aboutissant à une détersion de la fibrine et des cellules immobilisées dans le réseau de fibrine. Puis la migration cellulaire favorisée par les médiateurs libérés par les macrophages entraîne l'arrivée de néo-vaisseaux et de cellules musculaires lisses à partir de la paroi

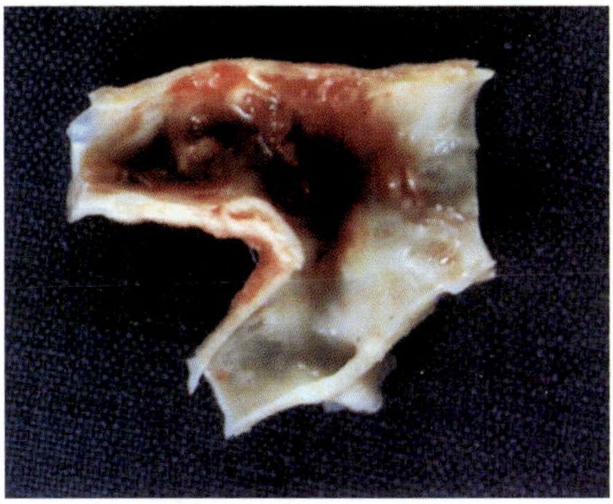

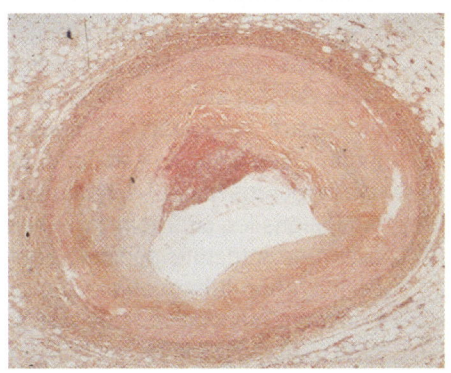

Figure 26. Thrombose murale à la terminaison de la carotide primitive et sur le bulbe carotidien. Le thrombus est peu volumineux et laisse persister une lumière artérielle.

Figure 27. Lésion de type VIc : thrombose murale récente compliquant une plaque d'athérosclérose coronaire épicardique. (X 20).

artérielle. Ces deux derniers éléments vont contribuer à l'élaboration d'un tissu conjonctif d'organisation remplaçant progressivement le thrombus de la paroi artérielle vers la lumière. L'organisation conjonctive peut ne jamais être complète malgré de longs mois d'évolution. Elle aboutit à la stabilisation du thrombus avec un moindre risque emboligène, et à la progression de la plaque.

COMPLICATIONS NON RÉPERTORIÉES DANS LA CLASSIFICATION DE L'AHA

Ces complications ne sont pas répertoriées car elles ne siègent pas directement sur la plaque d'athérosclérose, mais sont ou bien à distance comme les embolies, ou bien sur une autre tunique artérielle, la média, comme les anévrysmes.

EMBOLIES THROMBOTIQUES

C'est la migration dans des artères de moyen ou petit calibre de tout ou une partie du thrombus recouvrant une plaque d'athérosclérose compliquée (lésion de type VIc). Les plaques emboligènes siègent sur des artères de gros calibre, essentiellement l'aorte, mais aussi des artères iliaques primitives. Le concept d'embolie thrombotique des membres inférieurs à partir d'une plaque aorto-iliaque est connu depuis longtemps.

Plus récemment, grâce à des études autopsiques [13, 14] et à des études échographiques, en particulier par échographie transœsophagienne [15, 16], il est apparu que l'athérosclérose aortique thoracique compliquée d'ulcération ou de thrombose est une source non négligeable d'embolies thrombotiques encéphaliques responsables d'accidents vasculaires cérébraux. Les caractéristiques échographiques des plaques incriminées dans les accidents emboliques thrombotiques ont été caractérisées [17-19] : ce sont les plaques non calcifiées, les lésions les plus volumineuses en particulier mobiles, voire avec une structure pédiculée qui comporte le plus de risque de migration thrombotique *(figures 28 et 29)*. L'embol thrombotique s'immobilise dans une artère de moyen et surtout de petit calibre de la macrocirculation, n'atteignant pas la microcirculation. L'artère embolisée est occluse *(figure 30)*. Ce sont des artères initialement saines ou artérioscléreuses. L'embol thrombotique subit secondairement un processus d'organisation conjonctive.

EMBOLIES ATHÉROMATEUSES OU DE CHOLESTÉROL

À partir d'une plaque compliquée d'ulcération, tout ou une partie du contenu du centre lipidique peut s'échapper *(figure 30)* dans la circulation et migrer jusqu'à une artère de petit calibre *(figure 31)* ou dans la microcirculation au niveau des artérioles et des capillaires. Tous les territoires peuvent être atteints, en particulier la peau, le rein, le tube digestif *(figures 32-34)*. À partir d'une enquête épidémiologique hollandaise basée sur l'analyse rétrospective des rapports d'anatomie pathologique provenant d'autopsies, de pièces opératoires et de biopsies,

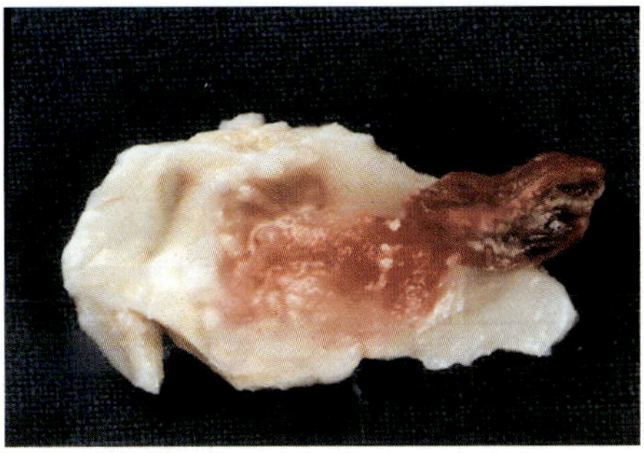

Figure 28. Volumineux thrombus pédiculé sur une plaque d'athérosclérose aortique thoracique, source d'embolie périphérique.

Figure 29. Lésion de type VIc : thrombose volumineuse sur une plaque d'athérosclérose de la crosse de l'aorte, source d'embolie cérébrale. (X 2).

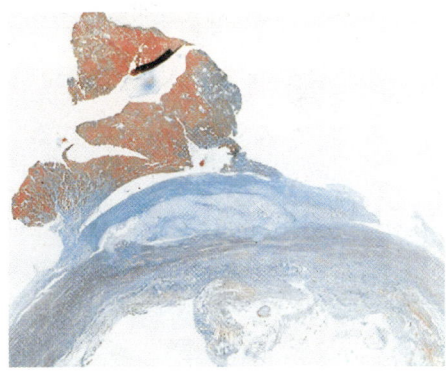

Figure 30. Embolie thrombotique. Occlusion par du matériel thrombotique récent dans une artère poplitée préalablement peu modifiée en dehors de lésions discrètes d'artériosclérose. (X 20).

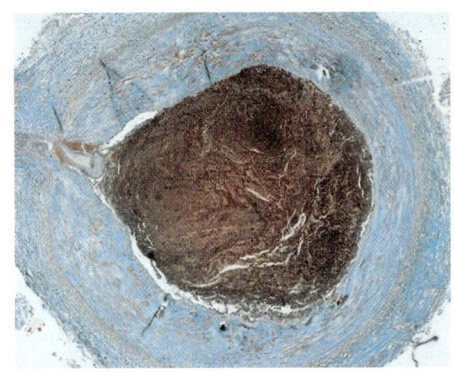

l'incidence des embolies de cholestérol dans la population a été estimée à six par million d'habitants [20].

À partir d'une étude autopsique portant sur 4 000 cas d'autopsies, l'incidence des embolies de cholestérol chez les patients

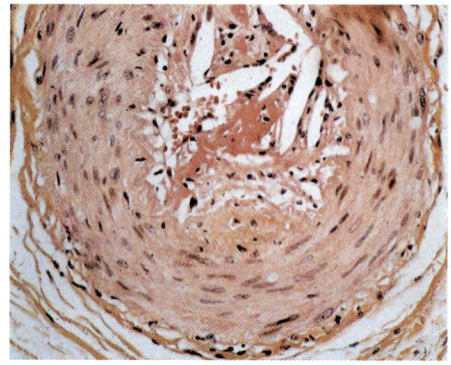

Figure 31. Embolie athéromateuse ou de cholestérol dans une artère de moyen calibre (collatérale d'orteil). La lumière est occluse par du matériel thrombotique, fibrineux, rouge et par des cristaux de cholestérol. (X 100).

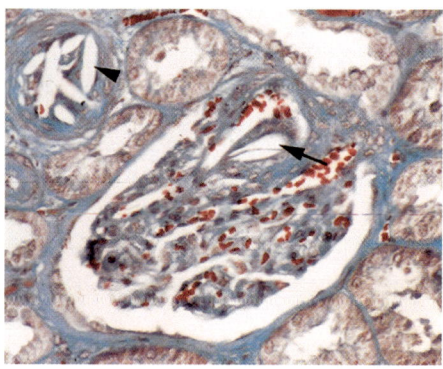

Figure 32. Embolie de cholestérol dans une artériole interlobulaire (tête de flèche) et dans la microcirculation glomérulaire (flèche) dans le rein. (X 200).

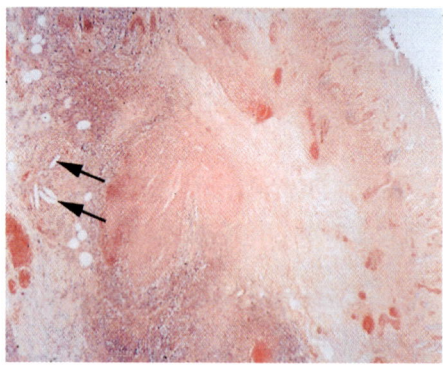

Figure 33. Embolies de cholestérol multiples (flèches) responsables d'un infarctus intestinal au décours du traitement d'un anévrysme de l'aorte abdominale. (X 40).

décédés de causes non cardiovasculaires a été estimée à 0,7 % [21]. Mais dans une série autopsique de patients atteints de maladies cardiovasculaires athéroscléreuses,

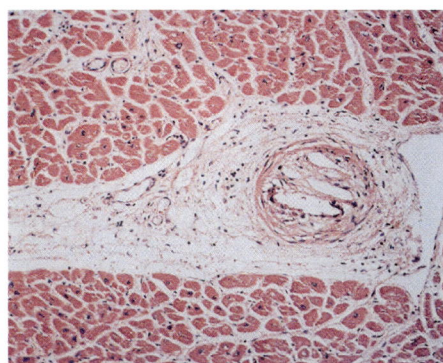

Figure 34. Embolie de cholestérol dans une petite artère intramyocardique. (X 100).

l'incidence des embolies de cholestérol était extrêmement élevée, évaluée à 15 % [21]. Les embolies de cholestérol se présentent sous forme d'occlusion d'artères de petit calibre, ou d'artérioles ou de capillaires dont la lumière est occluse par une ou plusieurs fentes de cristaux de cholestérol entourées le plus souvent d'une cellule géante. Le matériel lipidique peut être associé à de la fibrine. La réaction inflammatoire déborde le cadre strictement luminal et peut s'étendre à la paroi pouvant réaliser ainsi une véritable vascularite localisée au niveau de l'embolie. Les circonstances favorisant la survenue d'embolies de cholestérol chez un sujet athéroscléreux sont les traitements anticoagulants par antivitamines K ou héparines, la chirurgie aortique et le passage de cathéters dans l'aorte au cours de l'angiographie et au cours des gestes thérapeutiques interventionnels endovasculaires.

ANÉVRYSMES

Les anévrysmes sont définis par une dilatation du calibre artériel avec perte de parallélisme des bords *(figure 35)*. À cette déformation de la géométrie artérielle est associée une modification constante de la paroi artérielle : l'amincissement ou la disparition de la média remplacée par de la fibrose. L'athérosclérose est étroitement associée au développement des anévrysmes de l'aorte, essentiellement abdominale. Cette association est encore observée au niveau des artères iliaques et moins souvent au niveau des artères poplitées. Toutes

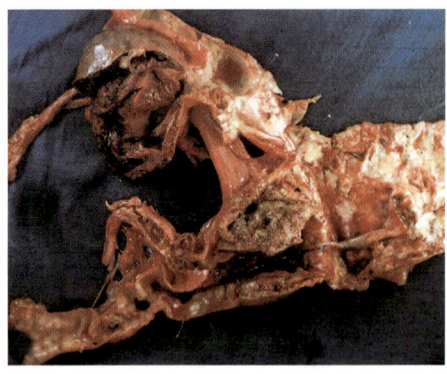

Figure 35. Anévrysme fusiforme de l'aorte abdominale sous-rénale et des artères iliaques primitives associé à des lésions d'athérosclérose thrombosées.

les lésions athéroscléreuses importantes ne se compliquent pas de retentissement sur la média et en particulier d'anévrysme. Pour que l'athérosclérose engendre le développement d'un anévrysme, il semble nécessaire que des facteurs intriqués soient présents : inflammation, activation de la lyse de la matrice extracellulaire. Les anévrysmes athéroscléreux sont habituellement de type fusiforme.

Cependant, les anévrysmes sacciformes sont possibles au cours de l'athérosclérose. Sur le versant luminal des anévrysmes athéroscléreux, il existe de façon quasi constante une thrombose murale, souvent épaisse de plusieurs centimètres dans les anévrysmes les plus volumineux. La paroi des anévrysmes est constituée par une plaque d'athérosclérose compliquée d'ulcération et de thrombose, reposant sur une média amincie ou le plus souvent totalement atrophique fibreuse *(figure 36)*. Cette fibrose s'étend dans l'adventice et dans les formes d'anévrysmes dits inflammatoires ou péri-aortite, cette fibrose s'étend dans la graisse péri-aortique *(figure 37)*. Au maximum, cette fibrose extensive peut induire un syndrome de fibrose rétropéritonéale [22]. La paroi de ces anévrysmes est caractérisée par une fibrose extensive pouvant mesurer plusieurs centimètres d'épaisseur, parsemée d'infiltrats inflammatoires souvent sous forme d'amas de cellules mononucléées autour des vaisseaux. Cette entité est associée à l'athérosclérose compliquée sur le versant luminal et correspondrait à une réaction fibro-inflammatoire et immunitaire en réponse aux constituants de la plaque d'athérosclérose.

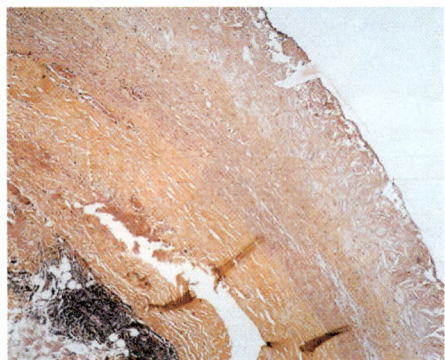

Figure 36. La paroi de l'anévrysme est représentée par une plaque d'athérosclérose ulcérée, thrombosée et par une paroi atrophique fibreuse. (X 40).

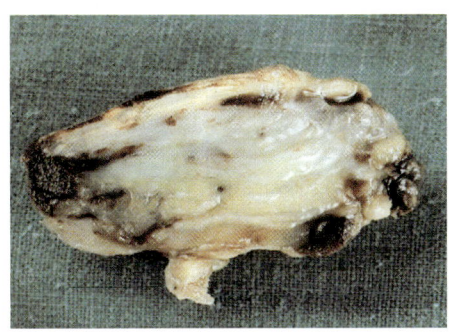

Figure 37. Anévrysme inflammatoire de l'aorte ou péri-aortite. Épaississement considérable de la paroi aortique par fibrose s'étendant dans les tissus péri-aortiques.

FAUX ANÉVRYSMES

La rupture de plaques d'athérosclérose au cours des ulcérations profondes, accompagnée d'atrophie fibreuse de la média peut entraîner une rupture complète de la paroi artérielle colmatée par les tissus mous adjacents *(figure 38)*. L'organisation de cette rupture peut donner lieu à un faux anévrysme, forme très rare d'organisation fibreuse après rupture de plaque.

PROGRESSION DES LÉSIONS ATHÉROSCLÉREUSES

Il s'agit de la croissance des lésions évoluées de type V ou plaques fibrolipidiques ou plaques d'athérosclérose. Au cours de l'évolution d'une plaque d'athérosclérose, le volume de

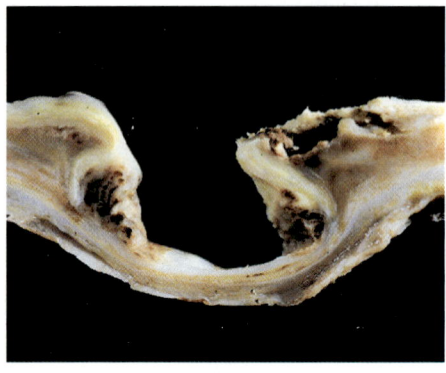

Figure 38. Perforation aortique résultant d'une ulcération profonde avec rupture complète de la plaque et de la paroi aortique sous-jacente.

celle-ci peut progresser. Cependant, cette augmentation de volume est extrêmement variable d'une plaque à l'autre chez un individu et est totalement imprévisible. Les mécanismes impliqués dans la croissance des plaques d'athérosclérose sont :
– l'incorporation par organisation conjonctive des thrombus et des hématomes intraplaques. Ce mécanisme sous-entend la survenue d'une complication (lésions de type VI) suivie de réaction fibro-inflammatoire participant à la cicatrisation de la complication avec détersion, afflux cellulaire, production de la matrice extracellulaire. Ce mécanisme rend compte des épisodes de croissance rapide ;
– l'accumulation progressive de lipides, la prolifération cellulaire et la synthèse de matrice extracellulaire. Ce sont les mécanismes mêmes de l'athérogenèse qui se poursuivent au sein de la plaque alors qu'elle est constituée. Ce dernier mécanisme rend probablement compte de la croissance lente, continue des lésions.

REMODELAGE DE LA PAROI ARTÉRIELLE AU COURS DE LA PROGRESSION DE LA PLAQUE D'ATHÉROSCLÉROSE

À partir d'une étude autopsique sur des prélèvements d'artères coronaires, il a été mis en évidence que le diamètre externe des coronaires augmente au cours de la progression en volume de la plaque d'athérosclérose [23] *(figure 39)*. Ce phénomène d'adaptation artérielle a été confirmé *in vivo* par des études échographiques. Ce remodelage permet de maintenir la lumière artérielle à une surface de section proche de la surface originelle tant que la plaque n'est pas trop volumineuse, c'est-à-dire n'occupe pas plus de 40 % de la surface de la lumière originelle (délimitée par la limitante élastique interne). Au-delà, les phénomènes compensatoires du remodelage sont insuffisants pour maintenir une lumière artérielle, et la sténose se développe.

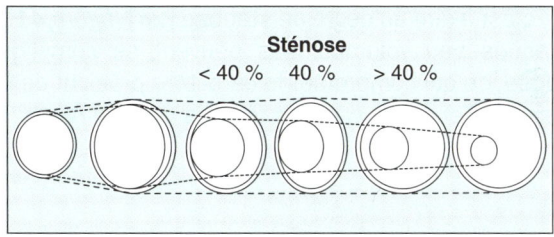

Figure 39. Schéma illustrant le remodelage artériel au cours du développement de la plaque d'athérosclérose : augmentation du calibre externe de l'artère permettant de maintenir un calibre artériel normal jusqu'à un volume de plaque ne dépassant pas 40 % de la surface de la lumière originelle. Au-delà, le remodelage est incapable de maintenir la surface de la lumière artérielle et la sténose se développe. (D'après [23]).

PLAQUES À RISQUE

La thrombose est la complication majeure des plaques d'athérosclérose. Dans le suivi des sujets, en particulier coronariens, une question importante qui se pose est de savoir quelles sont les plaques qui sont à risque de développer cette complication. La confrontation de l'expérience coronarographique et de celle issue des études anatomopathologiques des coronaires d'autopsies a permis de mettre en évidence les caractéristiques morphologiques définissant les plaques où le risque de survenue de thrombose est plus grand. Ce sont les plaques à risque ou plaques instables. En effet, le suivi coronarographique de sujets, avant et après infarctus du myocarde, a permis de mettre en évidence que la survenue de thrombose ne se développait pas toujours au site où les sténoses étaient nécessairement les plus importantes. Et même,

c'est uniquement une minorité de thromboses qui se développe aux sites de lésions sténosantes significatives préalables. Donc la majorité des thromboses survient sur des plaques jugées préalablement peu importantes ou même non détectées par la coronarographie. Ces plaques sont caractérisées par *(figure 40)* :
– la finesse de la chape fibreuse recouvrant le centre lipidique,
– le volume proportionnellement important du centre lipidique,
– l'infiltration inflammatoire de la plaque.

Aucun de ces trois paramètres n'est corrélé au volume de la plaque, c'est-à-dire au degré de sténose [24] *(figure 41)*. Ainsi, des plaques peu volumineuses peuvent se compliquer de thrombose, ce qui compromet le caractère prédictif de la coronarographie. Tel est le cas des lésions de type IV.

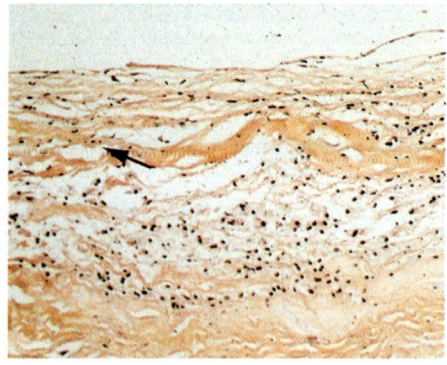

Figure 40. Plaques à risque : la chape fibreuse est fine et discontinue (flèche). Les lipides sont proches de la lumière artérielle. (X 100).

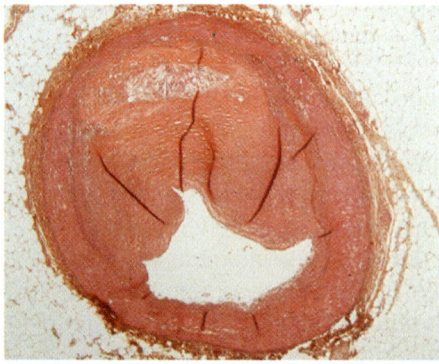

Figure 41. À l'opposé, bien que cette plaque d'athérosclérose coronaire soit sténosante, elle ne présente aucune caractéristique de plaque instable : la chape fibreuse est épaisse, le centre lipidique est petit et il n'existe pas d'inflammation. (X 20).

LÉSIONS ATHÉROSCLÉREUSES PARTICULIÈRES

LÉSIONS ATHÉROSCLÉREUSES SUR LES GREFFONS VEINEUX

D'authentiques lésions athéroscléreuses peuvent se développer sur les greffons veineux implantés dans la circulation artérielle au cours de la chirurgie de revascularisation coronaire ou des membres inférieurs. De telles lésions athéroscléreuses ne surviennent habituellement qu'après plusieurs années d'implantation du greffon veineux, au-delà de cinq ans. Elles sont donc beaucoup plus tardives que la « maladie du greffon » qui survient après quelques mois d'implantation. L'athérosclérose des greffons veineux compromet le fonctionnement du greffon et donc la revascularisation du membre ou du cœur. Ces lésions athéroscléreuses sont volontiers riches en lipides, compliquées de thrombose et marquées par une atrophie profonde de la média veineuse.

REJET CHRONIQUE

Au cours du rejet chronique, quel que soit l'organe transplanté, allogreffe cardiaque, rénale, hépatique, plus rarement pulmonaire, le rejet chronique se caractérise avant tout par des lésions vasculaires. Parmi ces lésions vasculaires, l'athérosclérose est observée, d'une part, dans des territoires habituels, comme les coronaires épicardiques du greffon et, d'autre part, dans des territoires inhabituels, comme les branches intramyocardiques, en particulier les artères perforantes. Ainsi l'athérosclérose du greffon, composante du rejet chronique, se traduit par des lésions d'athérosclérose très extensives, pénétrant à l'intérieur du parenchyme, ce qui n'est jamais observé dans l'athérosclérose *(figure 42)*.

Une autre particularité des lésions athéroscléreuses survenant au cours du rejet chronique est leur caractère plus continu, c'est-à-dire moins focal, plus volontiers concentrique : ces caractéristiques rendent plus difficiles leur dépistage par angiographie. Dans l'ensemble, d'un point de vue strictement

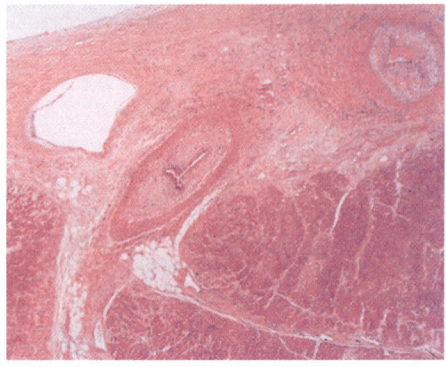

Figure 42. Rejet chronique cardiaque caractérisé par des lésions athéroscléreuses diffusant jusque dans les branches coronaires intramyocardiques. (X 40).

analytique, ces lésions d'athérosclérose ne présentent pas de particularité spécifique. On note parfois une infiltration par des cellules mononucléées du rejet, mais il faut se rappeler que certaines plaques d'athérosclérose naturelle peuvent présenter des remaniements inflammatoires ressemblant à ces infiltrats de rejet. Enfin, classiquement, la plaque d'athérosclérose du rejet chronique serait plus riche en lipides. L'expression du rejet chronique sous forme d'artériosclérose et d'athérosclérose culmine pour la transplantation cardiaque où son incidence est de 42 % après cinq ans de transplantation [25].

POUR EN SAVOIR PLUS

1. World Health Organization. Classification of atherosclerotic lesions : report of a study group. *WHO Techn Rep Ser* 1958 ; 143 : 1-20.

2. Stary HC. Evolution and progression of atherosclerotic lesions in coronary arteries of children and young adults. *Atherosclerosis* 1989 ; 9 : 119-32.

3. Pathological Determinants of Atherosclerosis in Youth (PDAY) research group. Natural history of aortic and coronary atherosclerotic lesions in youth. *Arterioscler Thromb* 1993 ; 13 : 1291-8.

4. Wissler RW, Strong JP, the PDAY research group. Risk factors and progression of atherosclerosis in youth. *Am J Pathol* 1998 ; 153 : 1023-33.

5. Berenson GS, Wattigney WA, Tracy RE, Newman WP, Srinivasan SR, Webber LS, *et al.* Atherosclerosis of the aorta and coronary arteries and cardiovascular risk factors in persons aged 6 to 30 years and studied at necropsy (the Bogalusa Heart Study). *Am J Cardiol* 1992 ; 70 : 851-8.

6. Stary HC, Blankenhorn DH, Chandler AB, Glagov S, Insull W, Richardson M, *et al.* A definition of the intima of human arteries and of its atherosclerosis-prone regions. *Circulation* 1992 ; 85 : 391-405.

7. Stary HC, Chandler AB, Glagov S, Guyton JR, Insull W, Rosenfeld ME, *et al.* A definition of initial, fatty streak, and intermediate lesions of atherosclerosis. *Arterioscler Thromb* 1994 ; 14 : 840-56.

8. Stary HC, Chandler AB, Dinsmore RE, Fuster V, Glagov S, Insull W, *et al.* A definition of advanced types of atherosclerotic lesions and a histological classification of atherosclerosis. *Circulation* 1995 ; 92 : 1355-74.

9. Gown AM, Tsukada T, Ross R. Human atherosclerosis : II. Immunocytochemical analysis of the cellular composition of human atherosclerotic lesions. *Am J Pathol* 1986 ; 125 : 191-207.

10. Jonasson L, Holm J, Skalli O, Bondjers G, Hansson GK. Regional accumulation of T cells, macrophages and smooth muscle cells in the human atherosclerotic plaque. *Arteriosclerosis* 1986 ; 6 : 131-8.

11. Van der Wal AC, Becker AE, van der Loos CM, Das PK. Site of intimal rupture or erosion of thrombosed coronary aterosclerotic plaques is characterized by an inflammatory process irrespective of the dominant plaque morphology. *Circulation* 1994 ; 89 : 36-44.

12. Farb A, Burke AP, Tang AL, Liang Y, Mannan P, Smialek J, *et al.* Coronary plaque erosion without rupture into a lipid core. A frequent cause of coronary thrombosis in sudden coronary death. *Circulation* 1996 ; 93 : 1354-63.

13. Amarenco P, Duyckaerts C, Tzourio C, Hénin D, Bousser MG, Hauw JJ. The prevalence of ulcerated plaques in the aortic arch in patients with stroke. *N Engl J Med* 1992 ; 326 : 221-5.
14. Khatibzadeh M, Mitusch R, Stierle U, Gromoll B, Sheikhzadeh A. Aortic atherosclerotic plaques as a source of systemic embolism. *J Am Coll Cardiol* 1996 ; 27 : 664-9.
15. Kronzon I, Tunick PA. Atheromatous disease of thoracic aorta : pathologic and clinical implications. *Ann Intern Med* 1997 ; 126 : 629-37.
16. Amarenco P, Cohen A, Tzourio C, Bertrand B, Hommel M, Besson G, et al. Atherosclerotic disease of the aortic arch and the risk of ischemic stroke. *N Engl J Med* 1994 ; 331 : 1474-9.
17. Cohen A, Tzourio C, Bertrand B, Chauvel C, Bousser MG, Amarenco P. Aortic plaque morphology and vascular events. A follow-up study in patients with ischemic stroke. *Circulation* 1997 ; 96 : 3838-41.
18. Montgomery DH, Ververis JJ, McGorisk G, Frohwein S, Martin RP, Taylor WR. Natural history of severe atheromatous disease of the thoracic aorta : a transesophageal echocardiographic study. *J Am Coll Cardiol* 1996 ; 27 : 95-101.
19. Laperche T, Laurian C, Roudaut R, Steg PG. Mobile thromboses of the aortic arch without aortic debris. A transesophageal echocardiographic finding associated with unexplained arterial embolism. The filiale echocardiographie de la Société Française de Cardiologie. *Circulation* 1997 ; 96 : 288-94.
20. Moolenaar W, Lamers CBHW. Cholesterol crystal embolization to liver, gallbladder, and pancreas. *Dig Dis Sci* 1996 ; 41 : 1819-22.
21. Chomette G, Auriol M, Tranbaloc P, Tereau Y, Blétry O. Les embolies cholestéroliques. Incidence anatomique et expressions cliniques. *Ann Med Interne* 1980 ; 131 : 17-21.
22. Mitchinson MJ. Retroperitoneal fibrosis revisited. *Arch Pathol Lab Med* 1986 ; 110 : 784-6.

23. Glagov S, Weisenberg E, Zarins CK, Stankunavicius R, Kolettis GJ. Compensatory enlargement of human atherosclerotic coronary arteries. *N Engl J Med* 1987 ; 316 : 1371-5.
24. Mann JM, Davies MJ. Vulnerable plaque. Relation of characteristics to degree of stenosis in human coronary arteries. *Circulation* 1996 ; 94 : 928-33.
25. Costanzo MR, Naftel DC, Pritzker MR, *et al.* Heart transplant coronary artery disease detected by coronary angiography : a multi-institutional study of preoperative donor and recipient risk factors. *J Heart Lung Transplant* 1998 ; 17 : 744-53.

Physiopathologie de l'athérosclérose non compliquée

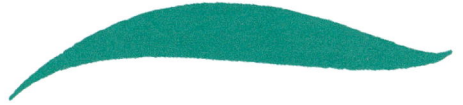

L'athérosclérose est considérée à l'heure actuelle comme une réponse inflammatoire aux lésions de la paroi artérielle [1-4]. En effet, au cours de son développement, les lésions d'athérosclérose contiennent les quatre éléments fondamentaux de l'inflammation chronique : un infiltrat lympho-monocytaire, une sclérose conjonctive, une prolifération cellulaire et vasculaire. Ainsi il ne faut plus voir la physiopathologie de l'athérosclérose comme un processus dégénératif passif, mais comme une réponse pariétale active, principalement endothéliale et intimale, à différentes agressions, qu'elles soient mécaniques, chimiques ou infectieuses.

Pour décrire et comprendre la physiopathologie de l'athérosclérose non compliquée nous décrirons dans un premier temps les cellules impliquées dans la réponse pariétale à une lésion et les principaux facteurs capables de déclencher cette lésion. Nous développerons ensuite la physiopathologie proprement dite avec l'enchaînement des mécanismes conduisant au développement progressif d'une athérosclérose non compliquée, débutant au stade I pour aboutir en quelques dizaines d'années aux stades IV et V décrits dans le chapitre précédent.

LES ACTEURS DE L'ATHÉROSCLÉROSE

Au sein de la plaque d'athérosclérose non compliquée, schématisée dans la *figure 1*, on rencontre principalement quatre grands types cellulaires impliqués dans sa physiopathologie : les cellules endothéliales, les cellules musculaires lisses, les macrophages et les lymphocytes T. Le centre athéromateux ou athéronécrotique est constitué de lipides qui peuvent représenter jusqu'à 60 % du poids sec de la plaque. La chape fibreuse est la partie fibro-cellulaire qui entoure le centre athéronécrotique et le sépare de la lumière artérielle. L'immunohistochimie de la plaque permet de montrer que 70 %

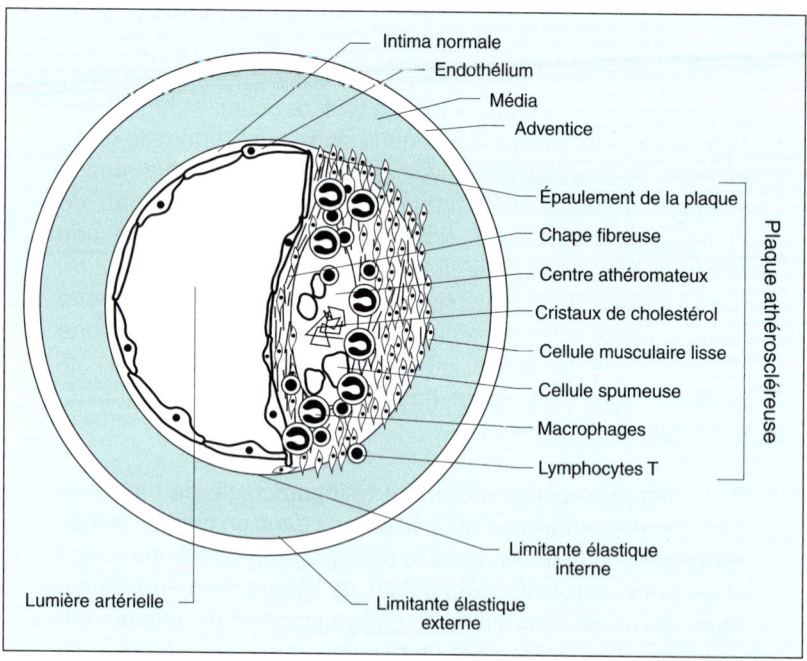

Figure 1. Schéma de l'organisation d'une plaque d'athérosclérose non compliquée.

des cellules de la chape fibreuse sont des cellules musculaires lisses, 20 % des macrophages et 10 % des lymphocytes *(voir chapitre précédent).*

LES CELLULES ENDOTHÉLIALES

Le système vasculaire est entièrement recouvert d'une monocouche de cellules endothéliales, interface entre le sang et la paroi artérielle. L'endothélium n'est pas un tissu passif, mais il joue un rôle actif majeur dans les vaisseaux avec plusieurs fonctions vitales *(figure 2)* [5].

RÉGULATION DE LA PERMÉABILITÉ VASCULAIRE

La cellule endothéliale est le premier site anatomique qui permet de restreindre les flux entre le sang et la paroi vasculaire dont les deux tiers internes sont nourris par imbibition à partir du sang circulant. Les échanges entre sang et paroi vasculaire sont donc physiologiques. Les cellules endothéliales des artères de gros et moyen calibre forment un endothélium continu reposant sur une membrane basale constituée de collagène de type IV associé à des protéoglycanes. Chaque cellule endothéliale est reliée à ses voisines par des jonctions communicantes *(gap junctions)* et par des jonctions serrées *(tight junctions)* situées à la bordure latérale de chaque cellule. Les jonctions serrées qui forment un réseau dense dans l'endothélium artériel ferment partiellement la fente intercellulaire, permettant ainsi d'empêcher le passage de grosses molécules comme l'albumine entre les cellules. Le transport de substances à travers l'endothélium s'effectue dans les deux sens par des mécanismes d'endocytose et de passage entre les fentes intercellulaires selon la taille et la charge électrique des molécules.

En cas de lésion endothéliale le passage intercellulaire est accru et devient possible pour les macromolécules, et également pour les monocytes circulants qui vont pouvoir ainsi atteindre le sous-endothélium. La surface de l'endothélium est tapissée de glycosaminoglycanes (constitués de polysaccharides sulfatés) qui jouent un rôle important dans l'absorption sélective de certaines cytokines ou facteurs de croissance. De

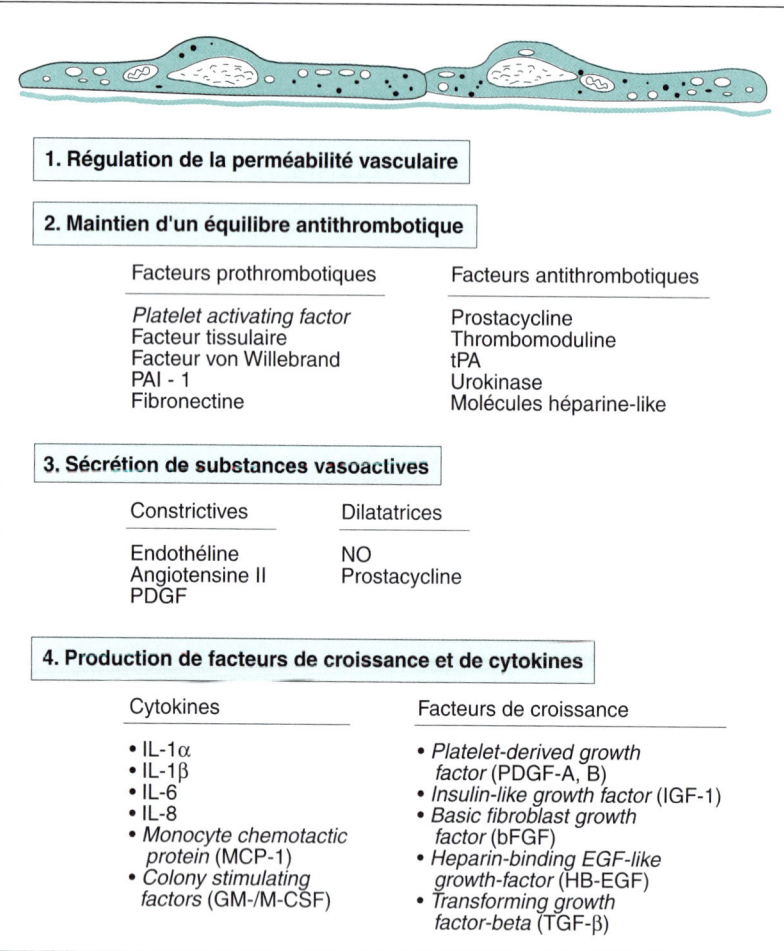

Figure 2. Rôles physiologiques des cellules endothéliales.

plus, ces molécules peuvent également jouer un rôle de récepteur des LDL (indépendant des récepteurs des LDL situés dans les vésicules mantelées), permettant le passage des LDL et des chylomicrons dans la cellule [6].

Les cellules endothéliales possèdent des récepteurs des LDL, permettant l'internalisation des lipoprotéines de basse densité au sein du cytoplasme cellulaire. Ce mécanisme est très finement régulé et ne permet pas d'accumulation intracellulaire de cholestérol au-delà du pool intracellulaire nécessaire au maintien en vie de la cellule. En revanche, une des caractéristiques de la cellule endothéliale est sa possibilité d'oxyder les LDL qui sont alors transportées à travers l'endothélium puis internalisées par le récepteur scavenger des macrophages [7]. Ce mécanisme, comme on le verra, est déterminant dans la survenue de l'athérosclérose [8, 9].

MAINTIEN D'UN ÉQUILIBRE ANTITHROMBOTIQUE

L'endothélium normal maintient ses propriétés antithrombotiques par l'absence de solution de continuité dans la monocouche cellulaire, protégeant ainsi la mise en contact directe du sous-endothélium riche en collagène qui déclenche immédiatement une agrégation plaquettaire. À côté de ce mécanisme, il est capable de sécréter des substances procoagulantes ou anticoagulantes *(figure 2)*. À l'état physiologique, la balance antithrombotique l'emporte. En cas de lésion endothéliale, la balance prothrombotique l'emporte afin de colmater une éventuelle brèche vasculaire.

SÉCRÉTION DE SUBSTANCES VASO-ACTIVES

Le maintien du tonus vasculaire dépend également de l'endothélium qui sécrète à la fois des substances vasoconstrictives et vasodilatatrices *(figure 2)*. L'équilibre entre la sécrétion de l'endothéline, puissant vasoconstricteur, et le NO, puissant vasodilatateur, est certainement le plus important. Dans l'hyperlipidémie, il existe une altération de cette régulation du tonus vasculaire avec peut-être aussi l'induction d'un changement de la structure artérielle, d'ailleurs corrigé par les traitements hypolipidémiants.

SÉCRÉTION DE CYTOKINES ET DE FACTEURS DE CROISSANCE

Lors d'une agression endothéliale, qu'elle soit mécanique ou chimique, l'endothélium va réagir par un dysfonctionnement qui va consister de façon relativement univoque en *(figure 3)* :
- une augmentation de l'adhésion des leucocytes – *via* les molécules d'adhésion ICAM-1 *(intercellular adhesion*

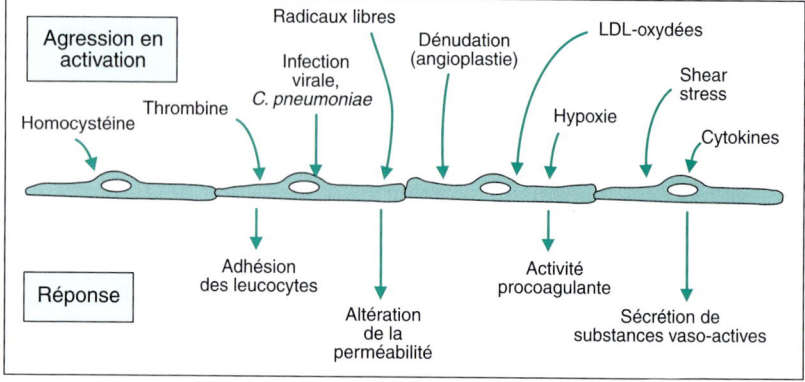

Figure 3. Schéma des réponses endothéliales aux agressions.

molecule-1), VCAM-1 *(vascular cell adhesion molecule-1)*, E-selectine ;
• une altération de la perméabilité ;
• une activité procoagulante ;
• la sécrétion de substances constrictives, de facteurs de croissance et de cytokines.

LES CELLULES MUSCULAIRES LISSES

L'accumulation de cellules musculaires lisses dans l'intima artérielle est une caractéristique essentielle des lésions avancées d'athérosclérose *(figure 4)*. Ces cellules proviennent de la média artérielle où elles sont normalement rangées de façon concentrique et régulière de façon à assurer la régulation du tonus vasculaire, soit en se relaxant sous l'action de la prostacycline et du monoxyde d'azote (NO), soit en se contractant sous l'action de l'endothéline, de l'adrénaline, ou de l'angiotensine II. Dans leur rôle physiologique, au sein de la média, les cellules musculaires lisses ont donc un phénotype dit « contractile » ; les cellules contiennent de nombreux filaments d'actine et de myosine et d'autres marqueurs de leur différenciation tels que la caldesmone, la calponine, et la vinculine [10]. À l'état contractile, les cellules musculaires lisses prolifèrent très lentement et produisent uniquement une faible quantité de matrice extracellulaire et ont donc peu d'organelles périnucléaires. Elles répondent alors à de nombreux

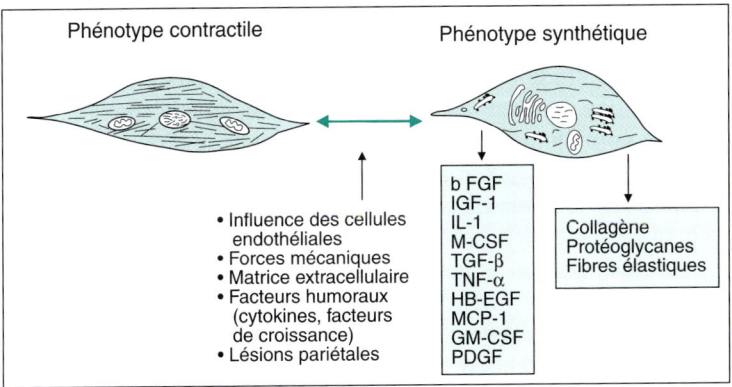

Figure 4. Schéma de la cellule musculaire et de ses changements de phénotype.

stimulus vasomoteurs, tels que l'endothéline, les catécholamines, l'angiotensine II, les prostaglandines, les neuropeptides, les leucotriènes ou le NO.

Lors de leur migration de la média vers l'intima, les cellules musculaires lisses changent de caractéristique pour prendre le phénotype « synthétique ». Ce changement de phénotype résulte de la grande plasticité des cellules musculaires lisses puisque, sous l'action de stimulus extérieurs comme une lésion endothéliale, elles changent de morphologie avec une réduction du nombre de myofilaments et une augmentation des organes impliqués dans la synthèse protéique, l'appareil de Golgi et le réticulum endoplasmique. Elles acquièrent alors la possibilité de répondre à des stimulus mitogéniques tels que ceux induits par les cytokines, notamment par le PDGF. Elles sont également capables de synthétiser de la matrice extracellulaire (collagène, fibres élastiques, protéoglycanes) et de sécréter à leur tour des cytokines et des facteurs de croissance *(figure 4)*. Elles peuvent aussi accumuler des lipides au sein de leur cytoplasme et de se transformer en cellules spumeuses, au même titre que les macrophages. L'environnement cellulaire, la matrice extracellulaire, les cellules adjacentes, les forces de cisaillement du vaisseau semblent jouer un rôle important, dans le maintien du phénotype « synthétique », moins différencié, des cellules musculaires.

LES MACROPHAGES

À tous les stades de l'athérosclérose, y compris les plus précoces, des macrophages sont présents dans la lésion. Ils jouent normalement un rôle protecteur dans la défense contre des agressions extérieures en jouant le rôle de cellule « éboueur » au sein de la paroi vasculaire [11]. Les monocytes circulants sont les précurseurs sanguins des macrophages. La première étape de transformation des monocytes en macrophages consiste à adhérer à la paroi vasculaire par l'intermédiaire de molécules spécifiques sécrétées par l'endothélium (VCAM-1, ICAM-1). La synthèse de VCAM-1 est augmentée chez des animaux rendus hypercholestérolémiques et précède l'adhérence des monocytes à la paroi. Après cette étape, les monocytes peuvent entrer dans le sous-endothélium, se transformer en macrophages et phagocyter les LDL-oxydées ou toute autre substance ou agent infectieux ne devant normalement pas se trouver dans la paroi artérielle. Les lésions précoces d'athérosclérose (types I à III décrites dans le chapitre précédent) résultent de la persistance et de l'accumulation de macrophages dans le sous-endothélium.

Les macrophages peuvent alors se transformer, comme les cellules musculaires lisses, en cellules spumeuses et ont également la possibilité de sécréter un nombre important de cytokines, facteurs de croissance, et d'anions superoxyde toxiques pour d'autres cellules *(figure 5)*. Ils sont également capables de sécréter un nombre considérable d'enzymes capables de dégrader la matrice extracellulaire, comme les métalloprotéases, et d'autres enzymes ou inhibiteurs d'enzyme [12].

LES LYMPHOCYTES T

La présence de lymphocytes T ($CD4^+$ et $CD8^+$) au sein de la plaque témoigne d'un rôle de l'immunité à médiation cellulaire dans la physiopathologie de l'athérosclérose [13, 14]. Le ou les antigènes responsables de cette réponse immunitaire à médiation cellulaire ne sont pas connus, mais pourraient être soit des micro-organismes, soit des auto-antigènes. La présence conjointe de macrophages et de lymphocytes T est

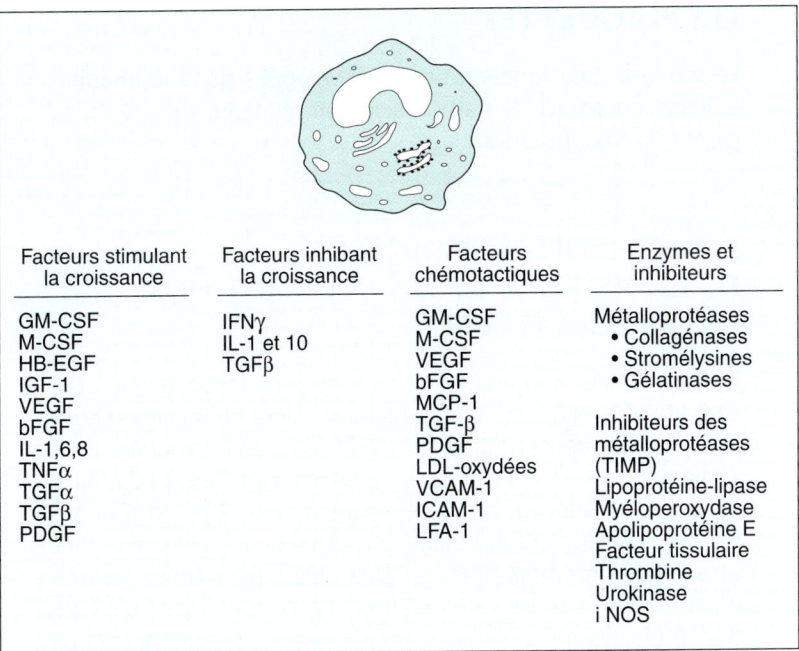

Figure 5. Macrophages et liste des principales substances exprimées par cette cellule qui jouent un rôle dans la physiopathologie de l'athérosclérose.

en faveur d'une immunité à médiation cellulaire avec présentation d'antigène par le macrophage au lymphocyte. Le rôle important des lymphocytes T dans l'athérosclérose est démontré de façon caricaturale dans les atteintes artérielles des greffons cardiaques. Cette pathologie particulière, encore appelée maladie du greffon, ressemble à l'athérosclérose et se caractérise par sa richesse en lymphocytes T dans le sous-endothélium. Dans cette situation, on observe une expression importante des antigènes HLA de classe II et de l'HLA DR au niveau endothélial [15]. En dehors de cette situation particulière du rejet chronique, le rôle des lymphocytes T dans l'athérosclérose est complexe, associant à la fois des effets promoteurs et inhibiteurs.

LES PLAQUETTES

Leur rôle et leur fonction seront développés dans le chapitre suivant consacré à l'athérosclérose compliquée où elles jouent un rôle important.

LES CYTOKINES ET FACTEURS DE CROISSANCE ET LES INTERACTIONS ENTRE LES CELLULES

Les termes de cytokines et de facteur de croissance sont souvent utilisés de façon interchangeable, alors qu'originellement les cytokines concernaient les médiateurs de l'immunité et de l'inflammation et les facteurs de croissance, les médiateurs de la prolifération et du chimiotactisme [3]. Il est vrai qu'en ce qui concerne l'athérosclérose, ces deux fonctions sont étroitement interdépendantes. Ces médiateurs sont sécrétés par tous les acteurs cellulaires de l'athérosclérose (cellules endothéliales, macrophages, lymphocytes T, plaquettes et cellules musculaires lisses) avec des effets autocrines et paracrines. Leurs caractéristiques communes sont leur faible masse moléculaire (inférieure à 80 kDa), leur faible concentration active, et le fait qu'il s'agisse habituellement de protéines glycosylées. Ces protéines agissent principalement par leur action sur des récepteurs cellulaires de surface, qui se divisent en deux grandes superfamilles : les récepteurs ayant une homologie avec les immunoglobulines et ceux qui appartiennent à la classe des protéines G à sept domaines transmembranaires. La fixation du facteur de croissance ou de la cytokine sur son récepteur va induire un processus intracellulaire complexe de transduction du signal par l'intermédiaire de tyrosine-kinases.

Certains de ces médiateurs favorisent la prolifération cellulaire, le chimiotactisme et l'interaction entre les différents acteurs cellulaires impliqués dans l'athérosclérose, comme cela est résumé dans la *figure 6*. Les facteurs ci-dessous, sécrétés par plusieurs types cellulaires, sont les principaux à être impliqués dans l'athérosclérose :

- *platelet derived growth factor* (PDGF),
- *basic fibroblast growth factor* (bFGF),
- *heparin-binding epidermal growth factor* (HB-EGF),
- *insulin-like growth factor* (IGF-1),
- *interleukine 1* (IL-1), *interleukine 10* (IL-10),
- *tumor necrosis factor* α (TNFα),
- *colony-stimulating factors* (CSFs),
- *monocyte chemotactic protein-1* (MCP-1).

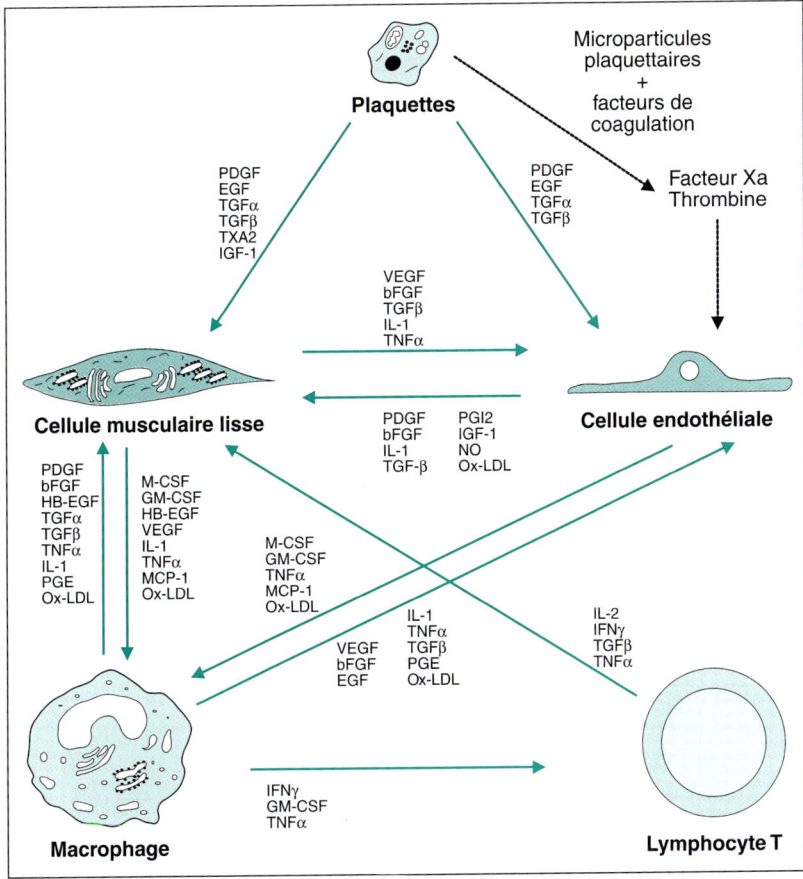

Figure 6. Interaction entre les principaux types cellulaires impliqués dans l'athérosclérose.

Le PDGF porte ce nom en raison du fait qu'il a été initialement isolé, par Russel Ross, comme étant à la fois un composé plaquettaire stimulant la prolifération des cellules musculaires (facteur mitogène) et un puissant stimulus de la migration des cellules musculaires lisses (facteur chémotactique), *in vitro* [16].

L'IL-1, le TNF, le TGFβ agissent indirectement en stimulant la sécrétion de facteurs de croissance, comme de PDGF par les cellules musculaires lisses (chaînes de PDGF-AA), qui vont agir sur ces cellules de façon autocrine. D'autres facteurs, tels que le *vascular endothelial cell growth factor* (VEGF) et le bFGF sont de puissants stimulants de l'angiogenèse, comme cela a pu être démontré récemment lors de leur utilisation à visée thérapeutique dans l'artériopathie des membres inférieurs.

Le TGFβ et l'interféron γ sont des inhibiteurs de la prolifération des cellules musculaires lisses. Les lymphocytes T sécrètent de l'interféron γ qui induit l'expression des molécules d'HLA de type II sur les cellules musculaires lisses [17]. Le TGFβ, outre son action anti-proliférative, stimule la production de collagène I et III par les cellules musculaires lisses qui contribue à la formation de la chape fibreuse des plaques évoluées. Le rôle protecteur de l'IL-10 vient d'être démontré récemment ; des souris ne sécrétant pas d'IL-10, élevées en milieu stérile et recevant un régime riche en graisse, développent des plaques dix fois plus importantes que des souris sécrétant l'IL-10. Lorsque ces mêmes souris ne sont pas protégées des agents infectieux, la taille des plaques est encore plus importante (30 fois supérieure).

D'autres facteurs de croissance, comme l'IGF-1 ou le PDGF, joueraient également un rôle dans le contrôle de l'apoptose impliquée dans l'athérosclérose [18]. L'IL-1, le TNF ou l'interféron γ peuvent induire aussi la sécrétion d'oxyde nitrique (NO), par augmentation d'une enzyme, la NO synthase inductible. Le NO favorise localement la cytostase et la mort cellulaire (c'est un produit utilisé par les macrophages à visée microbicide).

Comme on le voit, ces voies de signalisation cellulaire sont complexes et difficiles à étudier *in vitro*, les cellules en culture ne se comportant pas comme dans leur environnement naturel plus physiologique, mais où de nombreux autres facteurs interviennent.

LES MÉTALLOPROTÉASES

Les métalloprotéases sont des enzymes, des endopeptidases, dont l'activité dépend soit du zinc (Zn^{2+}) soit du calcium (Ca^{2+}). On distingue dix-sept types différents de métalloprotéases (MMP) qui sont soit sécrétées sous forme latente inactive dans le milieu extracellulaire, soit exprimées à la surface cellulaire [12]. Les MMPs sont également séparées en familles telles que les collagénases, les stromélysines, les gélatinases, bien que le substrat d'une enzyme donnée ne soit pas du tout spécifique d'un seul type de substance intercellulaire. Pour être active, les proenzymes doivent être activées par exemple par la thrombine, la plasmine, l'activateur du plasminogène ou d'autres sérine-protéases. Les MMPs sont sécrétées pas les cellules endothéliales, les cellules musculaires lisses et les macrophages.

Le TNFα, sécrété par les lymphocytes T activés, augmente l'expression de la MMP-1, MMP-3 et MP-9 par les cellules musculaires lisses et les macrophages. Inversement, l'IL-4, l'IL-10 et l'interféron γ inhibent la synthèse de ces MMPs. Les cellules musculaires lisses sous l'action du bFGF sécrètent aussi la MMP-1. Les lymphocytes T par l'intermédiaire du CD40 ligand peuvent agir directement sur les autres types cellulaires, comme les cellules musculaires lisses, les cellules endothéliales ou les macrophages qui expriment le CD40, et entraîner la sécrétion de MMPs et de facteur tissulaire [12, 19].

L'activité des MMPs est contrôlée par des inhibiteurs appelés TIMPS (inhibiteurs tissulaires des métalloprotéases) qui sont au nombre de quatre. Le TIMP-1 et le TIMP-2 inhibent l'activité de toutes les MMPs et jouent donc un rôle régulateur important dans l'équilibre entre la production et la dégradation de la matrice extracellulaire, composante importante de l'ensemble des tissus, y compris au sein de la plaque athéroscléreuse. Le TIMP-3, outre son rôle inhibiteur, est capable d'induire l'apoptose des cellules musculaires lisses [12].

LE DÉVELOPPEMENT INITIAL DE L'ATHÉROSCLÉROSE

LE RÔLE DÉCLENCHEUR DE LA LÉSION ENDOTHÉLIALE ET DE L'IMBIBITION LIPIDIQUE

Les facteurs qui induisent initialement les lésions d'athérosclérose sont tous les facteurs de risque responsables d'une lésion endothéliale qui, initialement dans l'hypothèse de la réponse à une lésion, devait être une dénudation de l'endothélium. En fait, le *primum movens* de l'athérosclérose n'est pas forcément et souvent pas une vraie lésion mais une dysfonction endothéliale qui va être responsable d'une imbibition lipidique et d'une réaction inflammatoire qui répond à l'agression [1, 20]. Si cette réaction initiale n'est pas suffisamment efficace pour neutraliser cette agression endothéliale initiale ou si cette dernière continue, la lésion prend corps, initialement dans le sous-endothélium, puis persiste. La persistance de la lésion va entraîner une migration et une prolifération des cellules musculaires lisses et des macrophages, qui vont se transformer localement en cellules spumeuses. Cela va aboutir initialement à la formation des stries lipidiques, puis des lésions intermédiaires (stades III et IV).

Aux stades suivants la progression de l'athérosclérose continue avec un épaississement intimal qui s'accroît, mais initialement l'artère va se protéger d'une réduction de calibre par un remodelage artériel bien décrit par Seymour Glagov en 1987, avec un développement de la lésion vers l'extérieur de l'artère [21] *(figure 7)*. Le mécanisme de remodelage fait appel à la destruction de la matrice extracellulaire (par les métalloprotéases), à la colonisation par des cellules musculaires lisses, des macrophages et des lymphocytes et à la synthèse d'une nouvelle matrice extracellulaire.

Plus tardivement avec l'extension des lésions, la sténose artérielle survient. Il faut bien se rendre compte que le développement de l'athérosclérose débute dès la naissance et même dès la vie intra-utérine, pour se poursuivre très progressivement durant toute la vie. Très récemment, il a été démontré

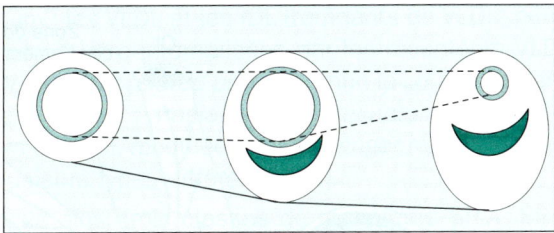

Figure 7. Schéma du remodelage vasculaire. Lors des premiers stades de développement de l'athérosclérose, le remodelage vasculaire permet de maintenir une lumière circulante normale.

que des lésions assez évoluées d'athérosclérose (de type IV) pouvaient s'observer avant la dixième année de vie, et qu'elles dépendaient des taux de cholestérolémie de la mère durant la grossesse [22]. Les processus favorisant la survenue ultérieure de lésions d'athérosclérose commencent donc dès la vie intra-utérine.

Les sites préférentiels de l'athérosclérose sur le lit artériel sont les bifurcations carotides, les artères coronaires, l'aorte abdominale et les artères des membres inférieurs. La localisation précise de ces lésions est souvent associée de façon étroite aux conditions de flux circulatoires auxquelles sont soumises ces régions, et notamment dans les zones de transition anatomique [23]. Ces zones comprennent principalement les bifurcations artérielles, celles où les forces de cisaillement sont les plus faibles et celles où elles tendent à s'inverser en diastole (arche aortique) *(figure 8)*. Une adhérence des monocytes et des lymphocytes plus importante à ces sites va survenir, par l'intermédiaire d'une stimulation locale des molécules d'adhésion (E-sélectine, P-sélectine, ICAM-1 et VCAM-1). Il y a également une stimulation des molécules d'adhésion leucocytaires (L-sélectines, intégrines et *platelet-endothelial-cell-adhesion molecule 1* ou PECAM-1).

Le rôle de ces molécules a été démontré expérimentalement ; par exemple, des souris déficientes en ICAM-1 ont moins de lésions athéroscléreuses après un régime lipidique que les souris témoins [1]. Il faut souligner que ces modifications locales des conditions circulatoires ne sont pas suffisantes pour que survienne une lésion d'athérosclérose et un rôle conjoint du cholestérol est requis [20].

– des LDL extraites de plaques athéroscléreuses humaines ont toutes les caractéristiques immunologiques et biologiques des LDL oxydées *in vitro* ;
– bien que des LDL fortement oxydées ne soient pas mises en évidence dans le plasma, des LDL peu oxydées peuvent être isolées ;
– des anticorps, spécifiques de LDL oxydées, peuvent être mis en évidence chez des patients avec athérosclérose et sont prédicteurs de la progression des lésions (au niveau des carotides). Par ailleurs, les titres des anticorps sont corrélés aux facteurs de risque d'athérosclérose. Ces anticorps peuvent également être trouvés dans les lésions.

La formation du centre lipidique de la plaque d'athérosclérose a été revue récemment, mais reste encore imparfaitement comprise. L'analyse chimique du centre lipidique révèle qu'il est constitué principalement de cholestérol libre (environ 60 %). À l'inverse, le cholestérol contenu au sein des cellules spumeuses est riche en cholestérol estérifié. De plus, la petite quantité de cholestérol estérifié retrouvée au niveau du centre lipidique est sous forme de linoléate (identique au cholestérol estérifié des lipoprotéines plasmatiques), alors qu'au niveau des cellules spumeuses il s'agit essentiellement d'oléate [27]. Il est suggéré que l'accumulation de lipides s'effectuerait par un dépôt direct de lipoprotéines de basse densité qui s'agrégeraient et fusionneraient en donnant naissance à des vésicules lipidiques extracellulaires [27]. Ces grandes vésicules subiraient ensuite une hydrolyse cellulaire par les macrophages et les cellules musculaires lisses avec formation de cholestérol libre au niveau des lysosomes, puis mort cellulaire avec libération de cristaux de cholestérol extracellulaire. La croissance ultérieure du noyau dépend de son interaction avec les cellules voisines et de la formation locale de néo-capillaires (le noyau lipidique initial de petite taille n'en contient pas).

De la capacité d'épuration du cholestérol de la paroi artérielle (voie de retour du cholestérol des tissus périphériques vers le foie) dépend aussi la progression de l'athérosclérose. Le rôle des lipoprotéines de haute densité (HDL) est ici fondamental, bien que les mécanismes physiologiques pariétaux de cette épuration du cholestérol restent mal connus. Tout récemment, trois équipes différentes [28] ont démontré que l'anomalie moléculaire responsable de la maladie de Tangier (une cause rare de déficit en HDL) était due à des mutations au sein d'un gène appelé *ABC1 (ATP-binding-cassette transporter 1 gene)* qui code pour une protéine responsable de l'efflux du cholestérol du milieu intracellulaire vers le milieu extracellulaire. Cette protéine est encore dénommée *cholesterol-efflux regulatory protein* (CERP). Il s'agit d'une protéine ayant 12 domaines transmembranaires qui est vraisemblablement localisée vers le pôle plasmatique des cellules, mais cela reste encore imparfaitement connu. Elle est responsable du transfert de cholestérol vers les HDL-natives riches en apolipoprotéine A1, qui vont ainsi se charger de cholestérol et remplir leur action « anti-athérogène » et échanger ensuite leur cholestérol avec les lipoprotéines riches en apolipoprotéine B.

Si cette première étape ne fonctionne pas, c'est l'ensemble des étapes suivantes du métabolisme des HDL qui ne peut se poursuivre. On ne sait pas encore où précisément se situe cette protéine, sur quelles cellules, et si elle a besoin pour être active d'une interaction avec d'autres facteurs tels que l'apoA1. Des mutations du gène *ABC1* sont responsables de la maladie de Tangier et d'autres hypoalphalipoprotéinémies familiales [28, 29]. Un autre récepteur des HDL est présent au niveau hépatique, le SR-B1, qui appartient également à la classe des récepteurs *scavenger*, et joue un rôle dans le catabolisme hépatique de ces particules [25].

Un excès de LDL est responsable d'une attraction et d'un recrutement intimal plus important des monocytes qui se transforment en cellules spumeuses. Les LDL modifiées ont, de plus, un rôle toxique sur les cellules endothéliales et permettent également la libération de facteurs de croissance par les monocytes et les cellules musculaires lisses. Les lésions endothéliales induites favorisent à leur tour la pénétration des LDL dans l'intima, et l'adhésion des plaquettes et des leucocytes (monocytes et lymphocytes T). Par ces mécanismes le rôle des macrophages apparaît délétère, mais il ne faut pas oublier que son action initiale était d'épurer le cholestérol, ou tout autre dépôt anormal, au niveau du sous-endothélium. Cet effet bénéfique est dépendant de la sécrétion d'apolipoprotéine E par le macrophage. Cette apolipoprotéine jouerait un rôle important dans l'efflux du cholestérol en conjonction avec les HDL. De plus, les macrophages chargés de cholestérol peuvent aussi ressortir de la paroi vasculaire, rejoindre le courant circulatoire et contribuer à la défense de l'intégrité du vaisseau. Ce n'est que lorsque les mécanismes de défense sont dépassés ou encore lorsque les attaques sont trop fortes (facteurs de risque) que les dépôts lipidiques vont progresser en conjonction avec une réponse inflammatoire inadaptée dépassant son but bénéfique et physiologique initial.

LA RÉPONSE CELLULAIRE À LA LÉSION ET SES MÉDIATEURS

Une lésion endothéliale minime, ne résultant pas forcément en une desquamation et une dénudation du sous-endothélium, va pouvoir entraîner une sécrétion de facteurs de croissance et de cytokines *(voir supra)* qui vont favoriser le chimiotactisme de monocytes et de lymphocytes (provenant du sang) et/ou de cellules musculaires lisses (provenant de la média). Expérimentalement, chez l'animal rendu hypercholestérolémique, des monocytes et des lymphocytes adhèrent à l'endothélium puis pénètrent dans le sous-endothélium au travers des jonctions des cellules endothéliales.

Ces cellules vont à leur tour pouvoir sécréter des facteurs de croissance et favoriser l'afflux d'autres cellules, telles que des plaquettes qui jouent également un rôle dans ce processus. Lors des traumatismes endothéliaux plus importants, les plaquettes vont, en revanche, être les premières à adhérer au sous-endothélium pour colmater la brèche. Leur activation va entraîner une sécrétion de diverses substances dont le PDGF *(platelet derived growth factor)* qui induit une migration et une prolifération des cellules musculaires lisses de la média vers l'intima. La migration et la prolifération des cellules musculaires lisses, sous l'action des cytokines, nécessite leur transformation phénotypique ; elles doivent passer d'un état différencié, contractile, à un état dédifférencié, synthétique. À l'état dédifférencié, elles sont capables de synthétiser de nombreux facteurs de croissance et leurs récepteurs, ainsi que de la matrice extracellulaire.

Cette transformation phénotypique joue un rôle majeur dans la formation de la composante scléreuse de l'athérosclérose. Cette prolifération des cellules musculaires lisses joue également un rôle central dans les mécanismes de resténose après une angioplastie.

Les cytokines contribuent aussi à stimuler la synthèse de protéines d'adhésion au niveau endothélial (*intercellular adhesion molecule-1*, ICAM-1, et *vascular cell adhesion molecule-1* VCAM-1). Ces protéines, dérivées des immunoglobulines, fixent les monocytes et les lymphocytes par des récepteurs spécifiques, et participent au recrutement des cellules inflammatoires.

LA PROGRESSION DE L'ATHÉROSCLÉROSE

S'il est difficile d'affirmer encore avec certitude quelle est la cause, ou plutôt quelles sont les causes, à l'origine des stades initiaux de l'athérosclérose, on sait qu'aux lésions initiales non symptomatiques peut succéder soit un accident aigu responsable d'un symptôme clinique, soit une progression de l'athérosclérose dont les mécanismes ne sont pas forcément similaires. En fait, tous les stades décrits précédemment peuvent s'enchaîner pour aboutir à une réaction inflammatoire chronique, favorisée par la persistance des facteurs initiateurs qui peuvent agir de façon seule ou combinée, et contribuer au développement lent et continu des lésions *(figure 10)*. Inversement la correction des facteurs de risque peut stabiliser ou faire régresser les lésions.

C'est aussi dans la progression de l'athérosclérose que les liens entre athérosclérose et thrombose, que nous développerons dans le chapitre suivant, sont les plus grands. Une lésion endothéliale, avec formation d'un thrombus, ayant physiologiquement un rôle de « cicatrisation » de la plaque, est un événement clé dans la progression de l'athérosclérose. L'incorporation du thrombus peut aussi contribuer à la stimulation de la réaction inflammatoire locale et la sclérose. En utilisant un modèle de désendothélialisation mécanique par sonde à ballonnet de l'artère carotide chez le porc ou le rat, trois phases ont été distinguées dans le processus de prolifération myo-intimal et de sclérose [30] :

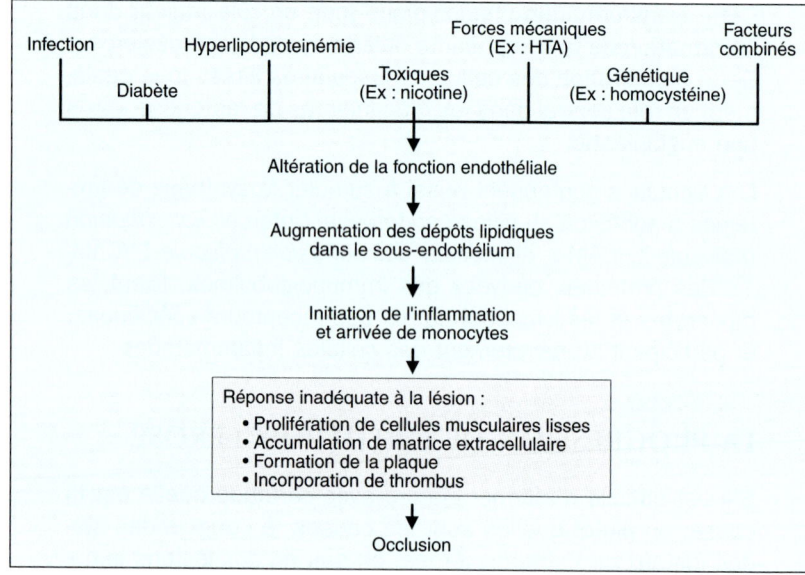

Figure 10. Chronologie des événements contribuant au développement d'une athérosclérose non compliquée.

– la première phase se caractérise par la formation d'un thrombus plaquettaire, ou thrombus blanc, qui survient très rapidement dans les minutes qui suivent la lésion endothéliale et qui dure environ 24 heures. Secondairement, vers la 24e heure on assiste à une prolifération de cellules musculaires lisses dans la média comme cela peut être détecté par une augmentation de synthèse d'ADN. Cette réplication médiale des cellules musculaires lisses résulte de l'effet direct du traumatisme pariétal, par le biais de la sécrétion de facteurs de croissance ne dépendant pas des plaquettes ;
– la deuxième phase débute environ au 4e jour et est marquée par la migration de cellules musculaires lisses de la média vers l'intima. Les cellules continuent de migrer et de proliférer environ jusqu'au 14e jour, période où la population cellulaire atteint son maximum. Les plaquettes semblent ici jouer un rôle important par la sécrétion de PDGF, dont le rôle sur le chimiotactisme et l'activité mitotique a été bien étudié. Enfin, comme lors de la phase précédente, les cellules musculaires

lisses peuvent stimuler elles-mêmes leur prolifération de façon autocrine, ne dépendant pas des plaquettes ;
– la troisième phase est beaucoup plus longue puisqu'elle s'étend du 14e jour au 3e mois. Elle correspond à la progression de l'épaississement intimal, due à la prolifération et à l'hypertrophie des cellules musculaires lisses et à l'accumulation de matrice extracellulaire. Cette dernière contribue non seulement à la fibrose du thrombus, mais aussi à la progression de la plaque d'athérosclérose. La matrice extracellulaire de la plaque d'athérosclérose est constituée principalement de collagène, de protéoglycanes, d'élastine et de glycoprotéines. L'ensemble de ces mécanismes, sécrétion de matrice, remodelage avec synthèse de métalloprotéases, dépend aussi des cytokines et des facteurs de croissance comme le VEGF *(vascular endothelium growth factor)* [31].

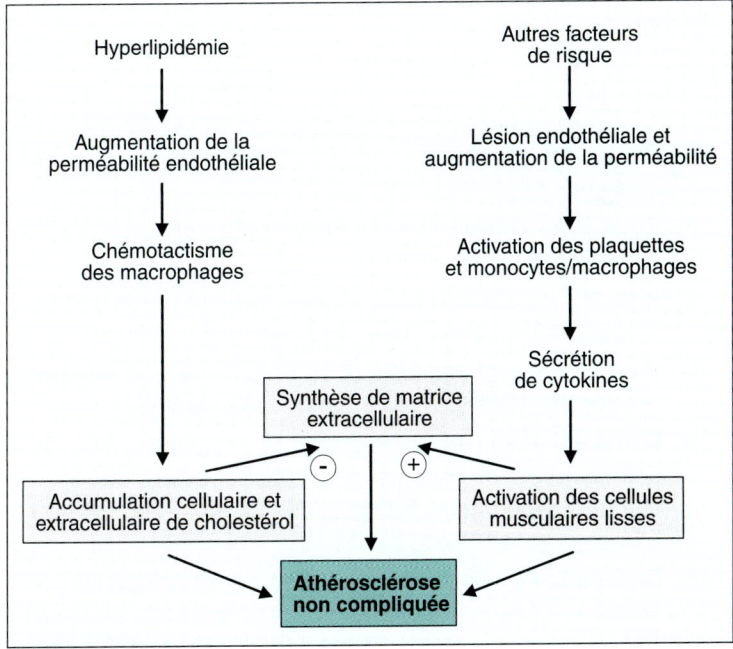

Figure 11. Résumé de la physiopathologie de l'athérosclérose non compliquée.

LA CALCIFICATION DES PLAQUES

Les calcifications, plus tardives dans la progression de l'athérogenèse, sont de mécanisme mal connu [32]. Longtemps considéré comme un mécanisme passif, inévitable, survenant avec le vieillissement, il s'avère qu'il s'agit très certainement d'un mécanisme régulé. Il implique la présence de protéines comme l'ostéopontine, le collagène I, l'ostéocalcine qui sont aussi impliqués dans la régulation de la masse osseuse. On peut d'ailleurs isoler à partir d'une plaque une population de cellules capables de former des nodules d'ostéoblastes [32]. Le TGF-β, impliqué dans l'athérosclérose, joue également un rôle dans la régulation du métabolisme osseux et doit aussi contribuer à la survenue de calcifications. La régulation des activités ossifiantes au niveau osseux et au niveau vasculaire peut cependant être différente, voire opposée, expliquant peut-être la fréquence de l'association ostéoporose-calcifications artérielles.

L'ensemble des événements conduisant à la physiopathologie de l'athérosclérose non compliquée sont résumés dans la *figure 11*.

POUR EN SAVOIR PLUS

1. Ross R. Atherosclerosis. An inflammatory disease. *N Engl J Med* 1999 ; 340 : 115-26.
2. Ross R. The pathogenesis of atherosclerosis – an update. *N Engl J Med* 1986 ; 314 : 488-500.
3. Ross R. The pathogenesis of atherosclerosis : a perspective for the 1990s. *Nature* 1993 ; 362 : 801-9.
4. Fuster V, Badimon L, Badimon JJ, Chesebro JH. The pathogenesis of coronary artery disease and the acute coronary syndromes. *N Engl J Med* 1992 ; 326 : 242-50, 310-8.
5. Di Corleto PE, Gimbrone MA. Vascular endothelium. In : Fuster V, Ross R, Topol E, eds. *Atherosclerosis and coronary artery disease*. Philadelphie : Lippincott-Raven, 1996 : 387-99.

6. Williams KJ, Fuki IV. Cell-surface heparan sulfate proteoglycans : dynamic molecules mediating ligand catabolism. *Curr Op Lipidol* 1997 ; 8 : 253-62.

7. Steinberg D. Low density lipoprotein oxidation and its pathobiological significance. *J Biol Chem* 1997 ; 272 : 20963-6.

8. Chisolm III GM, Penn MS. Oxidized lipoproteins and atherosclerosis. In : Fuster V, Ross R, Topol E, eds. *Atherosclerosis and coronary artery disease.* Philadelphie : Lippincott-Raven, 1996 : 129-49.

9. Lüscher TF, Tanner FC, Noll G. Lipids and endothelial function : effects of lipid-lowering and other therapeutic interventions. *Curr Op Lipidol* 1996 ; 7 : 234-40.

10. Owens GK. Role of alterations in the differentiated state of vascular smooth muscle cells in atherogenesis. In : Fuster V, Ross R, Topol E, eds. *Atherosclerosis and coronary artery disease.* Philadelphie : Lippincott-Raven, 1996 : 401-20.

11. Raines EW, Rosenfeld ME, Ross R. The role of macrophages. In : Fuster V, Ross R, Topol E, eds. *Atherosclerosis and coronary artery disease.* Philadelphie : Lippincott-Raven, 1996 : 539-55.

12. Rouis M. Les métalloprotéases dans l'athérosclérose. *Angéiologie* 1999 ; 51 : 21-38.

13. Hansson GK. Cell-mediated immunity in atherosclerosis. *Curr Op Lipidol* 1997 ; 8 : 301-11.

14. Hansson GK, Libby P. The role of the lymphocyte. In : Fuster V, Ross R, Topol E, eds. *Atherosclerosis and coronary artery disease.* Philadelphie : Lippincott-Raven, 1996 : 557-68.

15. Salomon RN, Hughes CCW, Schoen FJ, Payne DD, Pober JS, Libby P. Human coronary transplantation-associated arteriosclerosis. Evidence for a chronic immune reaction to activated endothelial cells. *Arterioscl Thromb* 1991 ; 138 : 791-8.

16. Ross R, Glomset JA, Kariya B, Haker L. A platelet-dependent serum factor that stimulates the proliferation of arterial smooth muscle cells *in vitro*. *Proc Natl Acad Sci USA* 1974 ; 71 : 1207-10.

17. Libby P, Ross R. Cytokines and growth regulatory molecules in atherosclerosis. In : Fuster V, Ross R, Topol E, eds. *Atherosclerosis and coronary artery disease.* Philadelphie : Lippincott-Raven, 1996 : 585-94.

18. Mallat Z, Tedgui A. L'apoptose dans le système cardiovasculaire. *Ann Pathol* 1999 ; 19 : 265-73.

19. Mach F, Schönbeck U, Bonnefoy JY, Pober JS, Libby P. Activation of monocyte/macrophage functions related to acute atheroma complication by ligation of CD40. Induction of collagenase, stromelysin and tissue factor. *Circulation* 1997 ; 96 : 396-9.

20. Williams KJ, Tabas I. The response-to-retention hypothesis of early atherogenesis. *Arterioscl Thromb Vasc Biol* 1995 ; 15 : 551-61.

21. Glagov S, Weisenberg E, Zarins CK, Stankunavicius R, Kolettis GJ. Compensatory enlagement of human atherosclerotic coronary arteries. *N Engl J Med* 1987 ; 316 : 1371-5.

22. Napoli C, Glass CK, Witzum JL, *et al.* Influence of maternal hypercholesterolemia during pregnancy on progression of early atherosclerotic lesions in childhood : fate of early lesion in children (FELIC) study. *Lancet* 1999 ; 354 : 1234-41.

23. Gotlieb AI, Langille BL. The role of rheology in atherosclerotic coronary artery disease. In : Fuster V, Ross R, Topol E, eds. *Atherosclerosis and coronary artery disease.* Philadelphie : Lippincott-Raven, 1996 : 595-606.

24. Brown MS, Goldstein JL. A receptor-mediated pathway for cholesterol homeostasis. *Science* 1986 ; 232 : 34-47.

25. Tabas I, Krieger M. Lipoprotein receptors and cellular cholesterol metabolism in health and disease. In : Chien KR, ed. *Molecular basis of the cardiovascular system.* WB Saunders Company, 1999 : 428-57.

26. Steinberg D, Witztum JL. Lipoproteins, lipoprotein oxidation, and atherogenesis. In : Chien KR. *Molecular basis of the cardiovascular system.* WB Saunders Company, 1999 : 458-75.
27. Guyton JR, Klemp KF. Development of the lipid-rich core in human atherosclerosis. *Arterioscler Thromb Vasc Biol* 1996 ; 16 : 4-11.
28. Young SG, Fielding CJ. The ABCs of cholesterol efflux. *Nature Genet* 1999 ; 22 : 316-8.
29. Marcil M, Brooks-Wilson A, Clee S, *et al.* Mutations in the ABC1 gene in familial HDL deficiency with defective cholesterol efflux. *Lancet* 1999 ; 354 : 1341-6.
30. Fuster V, Badimon L, Badimon JJ, Chesebro JH. The pathogenesis of coronary artery disease and the acute coronary syndromes. *N Engl J Med* 1992 ; 326 : 242-50, 310-8.
31. Wang H, Keiser JA. Vascular endothelial growth factor upregulates the expression of matrix metalloproteinases in vascular smooth muscle cells. Role of flt-1. *Circulation* 1998 ; 83 : 832-40.
32. Parhami F, Demer LL. Arterial calcification in face of osteoporosis in ageing : can we blame oxidized lipids ? *Curr Op Lipidol* 1997 ; 8 : 312-4.

Physiopathologie des complications de l'athérosclérose :

thrombose artérielle et son rôle dans la progression et les complications de l'athérosclérose

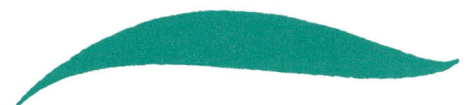

La thrombose artérielle joue un rôle important dans les complications cliniques aiguës de l'athérosclérose comme l'infarctus du myocarde, l'angor instable ou les accidents vasculaires ischémiques cérébraux. La thrombose artérielle survient le plus souvent sur une rupture d'une plaque athéroscléreuse [1]. Il y a également des évidences claires démontrant que la thrombose artérielle contribue aussi à la progression, parfois rapide, d'une lésion d'athérosclérose, même en l'absence de tout symptôme clinique.

PHYSIOPATHOLOGIE DE LA THROMBOSE ARTÉRIELLE

Le rôle de la thrombose artérielle dans la physiopathologie de l'infarctus du myocarde et de l'angor instable est parfaitement démontré, notamment depuis les travaux de DeWood [2, 3]. Auparavant, Benson en 1926 et Constantinides en 1966, avaient déjà montré que des solutions de continuité dans l'endothélium ou des ruptures de plaque étaient probablement à l'origine de la survenue des thromboses coronaires [4].

Plus récemment, il a été démontré par plusieurs équipes que les thromboses coronaires aiguës survenaient plus souvent sur des sténoses inférieures à 50 % que sur des sténoses serrées, contrairement à une idée trop souvent répandue [5]. Ainsi, environ 65 % des infarctus surviennent sur des sténoses inférieures à 50 %, 15 % sur des sténoses supérieures à 70 % et 20 % sur des sténoses intermédiaires *(tableau I)*.

TABLEAU I. CORONAROGRAPHIE LORS DES ÉVÉNEMENTS CORONAIRES AIGUS (D'APRÈS [5])

Syndrome	Sténose initiale		
	< 50 %	50 % à 70 %	> 70 %
Angor instable, % (n = 25)[1]	72	16	12
Infarctus du myocarde, %			
n = 23[2]	48	30	22
n = 41[3]	66	31	3
n = 92[4]	78	9	13
n = 39[5]	59	15	26
moyenne	65	20	15

1 et 2 : Ambrose ; 3 : Little ; 4 : Giroud ; 5 : Nobuyoshi.

Les chiffres sont similaires pour l'angor instable. Ainsi, la présence de sténoses serrées à l'angiographie ne fait que témoigner d'un processus d'athérosclérose important, avec la coexistence de sténoses serrées plus anciennes, mais peut-être plus stables, et de lésions peu ou non sténosantes récentes, et peut-être instables, plus nombreuses que chez les sujets avec coronarographie normale. En revanche, la coronarographie ne permet pas de prédire quelles seront les lésions à risque de rupture. Ainsi est apparue la notion de plaque vulnérable ou instable à l'origine des complications aiguës.

L'étude anatomique et histologique des plaques fissurées, afin de tenter de définir quelles plaques sont à risque de se compliquer d'accidents aigus, est l'un des défis de la prévention des complications de l'athérosclérose, un autre étant de trouver un moyen de diminuer les risques de rupture de la plaque. Cet événement imprévisible, véritable gachette des complications aiguës de l'athérosclérose, explique pourquoi le dépistage par l'épreuve d'effort n'est pas un moyen formel de prévoir la survenue d'un infarctus chez un individu donné. En effet, sur des lésions non significatives en coronarographie, asymptomatiques à l'effort, peut survenir brutalement une thrombose occluant totalement ou partiellement la lumière artérielle [6].

La thrombose artérielle proprement dite s'initie quand survient une lésion endothéliale responsable d'une mise à nue du sous-endothélium. L'endothélium réalise normalement une interface entre le sang et le vaisseau, non thrombogène. Une lésion endothéliale, avec formation d'un thrombus, ayant physiologiquement un rôle de « cicatrisation » de la plaque, est un événement clé dans la progression et la complication de l'athérosclérose. La thrombose survient le plus souvent sur une rupture de la plaque, qui joue un rôle de détonateur dans la survenue d'un accident vasculaire aigu, notamment au niveau coronaire où cela a été le mieux étudié. Après la rupture ou l'ulcération de la plaque, événement initial, sur lequel nous reviendrons plus loin, l'exposition du sous-endothélium entraîne l'adhésion des plaquettes qui normalement n'adhèrent pas à l'endothélium intact. L'adhésion puis l'agrégation plaquettaire vont entraîner le recouvrement de la lésion vasculaire par des plaquettes.

Ce phénomène dépend de récepteurs plaquettaires, mais aussi de protéines de la paroi vasculaire, telles que le facteur Willebrand qui joue le rôle de « pont » entre la paroi vasculaire et les plaquettes. Les plaquettes agrégées au site de la lésion endothéliale sécrètent du thromboxane A2 (pro-agrégant et vasoconstricteur), le PDGF et d'autres facteurs de croissance comme l'ECGF *(endothelial cell growth factor)*, et des cytokines qui jouent un rôle important dans la réponse à la thrombose par une réponse de la paroi vasculaire responsable de la sclérose. Cela est supporté par plusieurs arguments.

Tout d'abord, il a été montré dans un modèle animal de la maladie de Willebrand que les animaux homozygotes étaient résistants non seulement à la thrombose mais aussi au développement de l'athérosclérose spontanée [1, 7]. Symétriquement, des lapins rendus thrombopéniques (par l'injection de phosphore 32 par exemple), chez lesquels on pratique une désendothélialisation par un cathéter à ballonnet, ont un épaississement intimal beaucoup moins important que celui observé chez des animaux témoins non thrombopéniques. Après la formation du thrombus plaquettaire, la coagulation se trouve activée par la sécrétion de facteur tissulaire par la paroi vasculaire et par la formation de microvésicules phospholipidiques d'origine plaquettaire. Lors d'une rupture de plaque, l'importance de la réponse thrombotique dépend de plusieurs facteurs.

RÔLE DE L'IMPORTANCE DE LA LÉSION VASCULAIRE

L'importance et la profondeur de la rupture de la plaque sont un facteur important pour la formation du thrombus à son contact. Une classification des différents types de lésion a été proposée, et divise les lésions pariétales en trois types [7] *(figure 1)* :

– **les lésions de type I** sont constituées par une altération fonctionnelle de l'endothélium sans lésion morphologique visible. Ces lésions surviendraient près des bifurcations artérielles sous l'action de perturbations du flux, dans les hypercholestérolémies, sous l'action de composés chimiques irritants (fumée de tabac), de complexes immuns circulants, de toxines infectieuses, de l'homocystéine, ou d'amines vasoactives. Ces lésions entraînent une accumulation de lipides et de macrophages, et expliqueraient la formation des lésions initiales de l'athérosclérose, ou strie lipidique *(voir chapitre précédent)* ;

Lésions pariétales	Accumulation de lipides et adhésion des monocytes	Adhésion des plaquettes et thrombose	Prolifération des cellules musculaires lisses
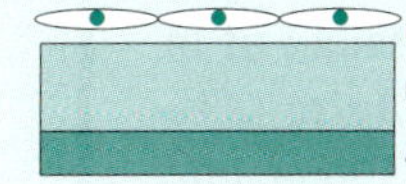 Lésion de type 1	Oui	Non	Modérée
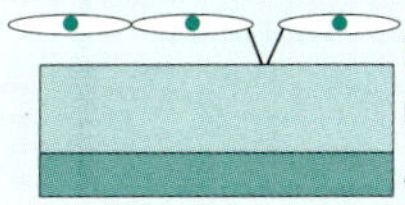 Lésion de type 2	?	Peu importante	Moyenne
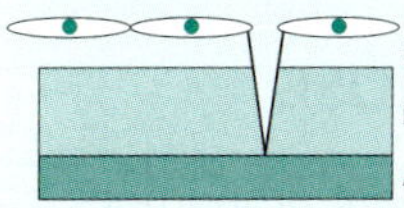 Lésion de type 3	?	Importante	Extensive

Figure 1. Relation entre l'importance des lésions pariétales et les mécanismes cellulaires qui en résultent.

– **les lésions de type II** sont constituées d'une dénudation endothéliale, avec une lésion intimale conservant une limitante élastique interne normale. Elles pourraient être secondaires à la libération de substances toxiques par les macrophages et/ou les autres populations cellulaires ;
– **les lésions de type III** sont constituées de lésions plus profondes, englobant à la fois l'intima et la média. Ces lésions, qui sont induites par une angioplastie transluminale, surviennent également lors d'une ulcération spontanée d'une plaque d'athérosclérose. Dans ce cas, l'exposition du collagène induit rapidement une agrégation plaquettaire importante qui ne disparaît pas malgré les forces de cisaillement élevées auxquelles est soumis le thrombus, contrairement aux lésions précédentes sans exposition du collagène.

Par ailleurs en cas d'exposition du noyau lipidique de la plaque, la réponse thrombotique est six fois plus importante que celle obtenue par du collagène [1]. La sécrétion de facteur tissulaire par les macrophages exposés contribue également à l'importance de la réponse thrombotique [1, 8, 9].

> **En résumé**
>
> On peut donc retenir globalement que quand la lésion est minime, le stimulus thrombotique est faible et le thrombus qui en résulte transitoire. D'un autre côté une lésion plus sévère, surtout si elle expose une substance très thrombogène, comme le centre lipidique ou le collagène de la chape fibreuse, entraîne une thrombose massive.

INFLUENCE DU DEGRÉ DE LA STÉNOSE

L'importance du dépôt plaquettaire est également proportionnelle à l'importance du degré de sténose de la plaque ulcérée. De plus, la partie proximale de la plaque (par rapport au flux sanguin) est une zone d'agrégation des plaquettes plus intense que la partie distale de la plaque.

RÔLE THROMBOGÈNE DU THROMBUS RÉSIDUEL

Cela est particulièrement vrai une fois que le thrombus est formé et que la fibrinolyse naturelle ou thérapeutique (à la phase aiguë d'un infarctus) est intervenue. Le rôle thrombogène du thrombus résiduel intervient par deux mécanismes :
– d'une part, le degré de sténose résiduel qui, en augmentant les forces de cisaillement, va faciliter l'agrégation plaquettaire sur la lésion ;
– d'autre part, la présence d'un thrombus partiellement lysé est un point d'appel secondaire majeur à la rethrombose locale. Cela est dû à la présence de thrombine, liée à la fibrine, au sein du thrombus et qui va se trouver exposée à nouveau. De plus cette thrombine fixée à la fibrine est protégée de certains anticoagulants naturels comme l'antithrombine. Le thrombus plaquettaire contient également de grandes quantités de PF4 *(platelet factor 4)* qui inhibe l'héparine lors des situations thérapeutiques.

RÔLE DES FACTEURS CONSTITUTIONNELS ET ACQUIS SYSTÉMIQUES FAVORISANT LA THROMBOSE

Contrairement à la thrombose veineuse, ce sujet est moins bien étudié au niveau artériel. Toutes les protéines impliquées dans l'agrégation plaquettaire, la coagulation ou la fibrinolyse peuvent être concernées par des mutations ou des polymorphismes favorisant la survenue de thrombose et pouvant contribuer en cas de rupture de plaque à la survenue d'une thrombose plus ou moins importante. Certains facteurs de risque de thrombose veineuse fréquents, comme la mutation Leiden du facteur V ou la mutation G20210A de la prothrombine, ont été associés à la survenue d'infarctus du myocarde dans des études portant sur des femmes jeunes sans autre facteur de risque ou en association au tabagisme. Les résultats avec un polymorphisme (PlA1/PlA2) de la glycoprotéine plaquettaire GpIIb-IIIa, sont très discordants. Des taux élevés de fibrinogène, de PAI-1, de facteur VII sont associés à un risque augmenté de survenue de maladie coronaire. D'autres facteurs acquis, tels que l'existence d'un syndrome des antiphospholipides, sont également associés à la survenue de thrombose artérielle.

En fait, l'argument le plus fort pour affirmer le rôle de facteurs procoagulants systémiques dans la thrombose artérielle provient des études d'intervention qui ont démontré le bénéfice des antithrombotiques, anticoagulants ou antiagrégants, dans la prévention secondaire après un infarctus du myocarde.

LA RUPTURE DE LA PLAQUE

MÉCANISMES DE LA RUPTURE DE LA PLAQUE

La rupture d'une plaque d'athérosclérose est le mécanisme le plus fréquent aboutissant à une complication clinique liée à l'athérosclérose, mais dans 25 % des cas il peut aussi s'agir non pas d'une rupture mais d'une simple érosion endothéliale [4]. La composition de la plaque joue un rôle dans la survenue d'une complication aiguë par rupture de plaque d'athérosclérose [10-15]. Plusieurs facteurs contribuent à la vulnérabilité de la plaque d'athérosclérose et favorisent donc la survenue d'une rupture : la taille et la consistance du centre athéromateux, la structure et l'épaisseur de la chape fibreuse, l'importance de l'inflammation au sein de la plaque, les contraintes mécaniques qui s'appliquent sur la plaque, l'angiogenèse.

LA TAILLE ET LA CONSISTANCE DU CENTRE ATHÉROMATEUX

Le centre athéromateux de la plaque ne contient pas de collagène, est avasculaire et très pauvre en cellules excepté à sa périphérie qui comprend des macrophages. Il est constitué essentiellement de cholestérol libre et d'esters de cholestérol. La taille de ce centre apparaît corrélée au risque de rupture. En moyenne la plaque d'athérosclérose est constituée de façon prédominante par de la sclérose, riche en fibres collagène (environ 70 à 80 %). Sur des données autopsiques, Davies a montré que des plaques aortiques contenant un centre occupant plus de 40 % de la surface de la plaque étaient celles qui comprenaient le plus souvent un thrombus associé à une rupture [13]. Ces données confirment les résultats retrouvés par d'autres montrant que des plaques ayant une rupture avaient en moyenne un centre occupant plus de 30 % du volume de la plaque, alors que ce dernier n'était que de 5 à 12 % en l'absence de rupture [16].

À côté de sa taille, la composition du centre lipidique contribue également à sa propension à s'ulcérer. Les esters de cholestérol contribuent à ramollir le centre, au contraire du cholestérol libre. À l'autopsie, la bouillie athéromateuse a une consistence de « pâte dentifrice ou de porridge » et à 37 °C apparaît même plus molle. La déplétion des plaques en esters de cholestérol avec une augmentation relative du cholestérol libre, inerte, par les hypocholestérolémiants doit contribuer à obtenir un noyau plus petit et plus dur, et donc à stabiliser la plaque [16]. Une inflammation importante contribuant à la mort cellulaire de macrophages ou de cellules spumeuses augmentant le volume du centre lipidique contribue en revanche à favoriser l'instabilité de la plaque *(voir infra)*.

L'apoptose joue un rôle important dans la mort cellulaire au sein de la plaque, des macrophages ou des cellules musculaires lisses, l'apoptose étant plus importante dans les plaques avancées et au niveau des sites infiltrés par les macrophages [17]. L'apoptose au sein de la plaque athérogène est responsable localement de l'activation du facteur tissulaire et contribue aussi à la plus grande thrombogénicité de ces lésions [18]. Il est important de noter que dans certaines plaques le pourtour du centre est très inflammatoire (riche en cellules) alors que dans d'autres le processus inflammatoire apparaît quiescent, démontrant bien que l'activité d'une plaque, comme celle d'un volcan, peut s'éteindre avec le risque permanent de voir survenir plus tard une nouvelle poussée inflammatoire favorisant l'éruption d'une rupture [17].

LA STRUCTURE ET L'ÉPAISSEUR DE LA CHAPE FIBREUSE

La composante cellulaire et l'épaisseur de la chape fibreuse qui sépare le centre de l'endothélium qui recouvre la lésion d'athérosclérose jouent un rôle majeur dans la stabilité de la plaque *(figure 2)*. Les plaques qui se rompent ont une chape fibreuse plus fine et plus friable que les autres [14]. La chape est constituée de tissu extracellulaire dense et fibreux, composé principalement de collagène et d'élastine et en moindre quantité de protéoglycanes. Le collagène est principalement de type I et III ; il est sécrété localement par les cellules musculaires lisses. La composition de la chape fibreuse joue un rôle important dans sa résistance à la rupture. Les chapes fibreuses provenant de plaques fissurées contiennent moins de collagène et de glycosaminoglycanes, moins de cellules musculaires lisses et plus de macrophages que celles provenant de plaques intactes.

Une chape fibreuse fine et un centre lipidique important sont deux déterminants majeurs de la rupture. Néanmoins ces deux caractéristiques ne sont absolument pas corrélées entre elles et ne sont pas non plus reliées à l'importance de la sténose [19]. Autrement dit, les plaques avec un centre lipidique très large peuvent aussi bien être responsables d'une sténose serrée que d'une sténose négligeable et de façon identique pour la chape fibreuse. Dans cette même étude, après exclusion des lésions responsables des morts subites, 7 % des lésions retrouvées sur le lit coronaire étaient entièrement fibreuses

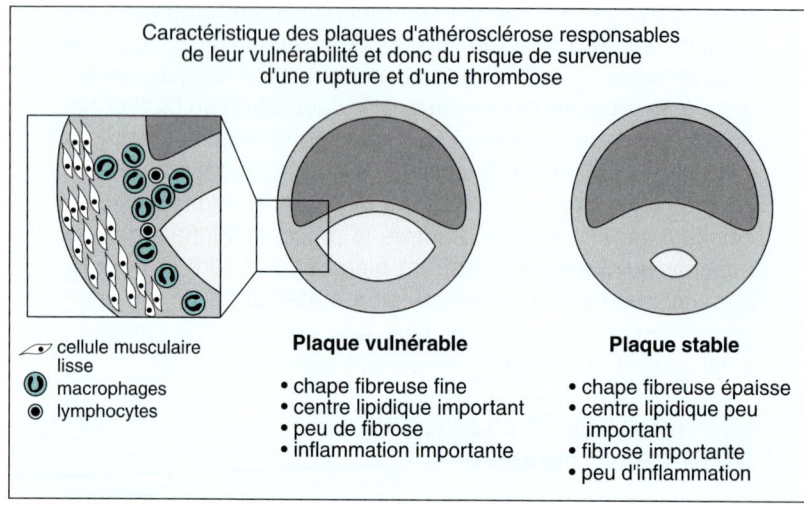

Figure 2. Caractéristiques des plaques d'athérosclérose responsables de leur vulnérabilité et donc du risque de survenue d'une rupture et d'une thrombose.

sans centre athéromateux, 28 % avaient un centre compris entre 5 et 20 % de la surface de la plaque, 48 % entre 21 et 50 % et 17 % un centre occupant plus de 50 % de la surface [19].

L'IMPORTANCE DE L'INFLAMMATION AU SEIN DE LA PLAQUE

L'inflammation joue un rôle central dans la fragilisation de la chape fibreuse et sa rupture. Pour les plaques excentrées, le point de rupture est souvent situé au niveau de la jonction entre la chape fibreuse qui recouvre le centre lipidique et la paroi vasculaire normale, encore appelé épaulement de la plaque [7, 14]. Cette région de la plaque est riche en macrophages activés qui lysent localement la matrice extracellulaire [16, 20].

L'inflammation, comme nous l'avons vu au chapitre précédent, joue un rôle important dans le développement initial de l'athérosclérose, mais aussi dans la survenue de ses complications. Les plaques rompues sont habituellement richement infiltrées par des macrophages, témoignant d'un processus inflammatoire actif près du site de rupture de la chape fibreuse [16]. Les lésions athéroscléreuses responsables d'angor instable ou d'infarctus du myocarde contiennent cinq fois plus de macrophages (15 % *vs* 3 %), en moyenne, que des sténoses responsables d'angor stable. Ces cellules sécrètent des métabolites toxiques (radicaux libres, lipoprotéines oxydées) et des protéases appartenant aux métalloprotéases (élastases, collagénases, gélatinases, stromélysines) qui digèrent la matrice extracellulaire et induisent des lésions endothéliales. Les métalloprotéases (MMPs-1,2,3,7,9) dégradent la matrice extracellulaire, la rendant plus fine et plus fragile. Cette action protéolytique locale est régulée par des inhibiteurs de métalloprotéases, les TIMPS *(voir chapitre précédent)*.

Le rôle des cytokines dans la fragilité de la chape fibreuse est également important [14]. Ainsi, par exemple, le TGF-β *(transforming growth factor-β)* et le PDGF *(platelet derived growth factor)* parmi d'autres, induisent la sécrétion de collagène I et III par les cellules musculaires lisses. Inversement, l'interféron-γ (IF-γ) diminue cette synthèse. L'IF-γ est sécrété par les lymphocytes T qui, comme les macrophages, sont localisés dans les zones de fragilité de la plaque. L'IF-γ diminue également la prolifération des cellules musculaires lisses et contribue à l'apoptose de ces cellules, et inversement active les macrophages [14].

Au niveau cellulaire, la richesse en cellules musculaires lisses est bénéfique alors que la richesse en macrophages et lymphocytes est délétère. Les polynucléaires neutrophiles sont également capables de détruire la matrice extracellulaire et de fragiliser la chape fibreuse, mais ils sont rares au sein des plaques d'athérosclérose.

LES CONTRAINTES MÉCANIQUES QUI S'APPLIQUENT SUR LA PLAQUE

Les forces de cisaillement au contact de la plaque, associées au niveau coronaire aux forces dues aux contractions musculaires, peuvent également contribuer à la rupture de la plaque, au niveau de son point le plus faible [4, 21, 22]. L'épaulement de la plaque est la région où s'appliquent les contraintes mécaniques les plus fortes. Au niveau des artères coronaires se surajoutent probablement les mouvements supplémentaires imposés par la contraction cardiaque [4]. Il existe également un lien entre les contraintes pariétales et l'expression de certaines métalloprotéases ; la MMP-1 est exprimée de façon plus importante dans les régions de la plaque soumises à des contraintes pariétales plus importantes [22]. D'autres cytokines sont également impliqués. Il est probable que certains facteurs, tels qu'un stress ou un effort physique, responsables d'une hypertension artérielle physiologique, d'une vasoconstriction et d'une tachycardie contribuent à augmenter les forces qui s'appliquent sur une lésion déjà fragilisée.

L'ANGIOGENÈSE

La néo-angiogenèse qui se développe au sein de la lésion athéroscléreuse peut aussi contribuer à la survenue de la rupture, avec une fragilisation de la plaque secondaire à une hémorragie survenant initialement dans la lésion et entraînant secondairement une rupture de la chape fibreuse. Dans une récente étude, au niveau des artères carotides, il a été démontré que les sténoses symptomatiques avaient significativement plus de néo-vaisseaux dans la chape fibreuse et que ces derniers étaient plus souvent irréguliers [23]. Ces modifications étaient ici aussi indépendantes du degré de sténose. Ces néo-vaisseaux présents dans la chape fibreuse peuvent entraîner une rupture par hémorragie, mais aussi, en étant une seconde voie d'infiltration de la chape fibreuse par les monocytes et les lymphocytes, ils contribuent à sa fragilisation.

CONSÉQUENCES DE LA RUPTURE DE LA PLAQUE

Après ce remaniement aigu de la plaque, par rupture ou érosion, avec formation d'un thrombus qui physiologiquement contribue à colmater la brèche vasculaire, trois événements peuvent survenir *(figure 3)* :
– le thrombus progresse rapidement pouvant aller jusqu'à occlure complètement le vaisseau. C'est ce qui survient lors de la survenue d'un infarctus du myocarde ;
– le thrombus voit sa progression arrêtée grâce à la fibrinolyse physiologique et aux contraintes de flux. Il disparaîtra progressivement en s'intégrant parfois à la plaque d'athérosclérose contribuant à sa progression. Il peut aussi être partiellement lysé, se développer à nouveau avant de régresser encore. C'est le mécanisme principal de l'angor instable ;

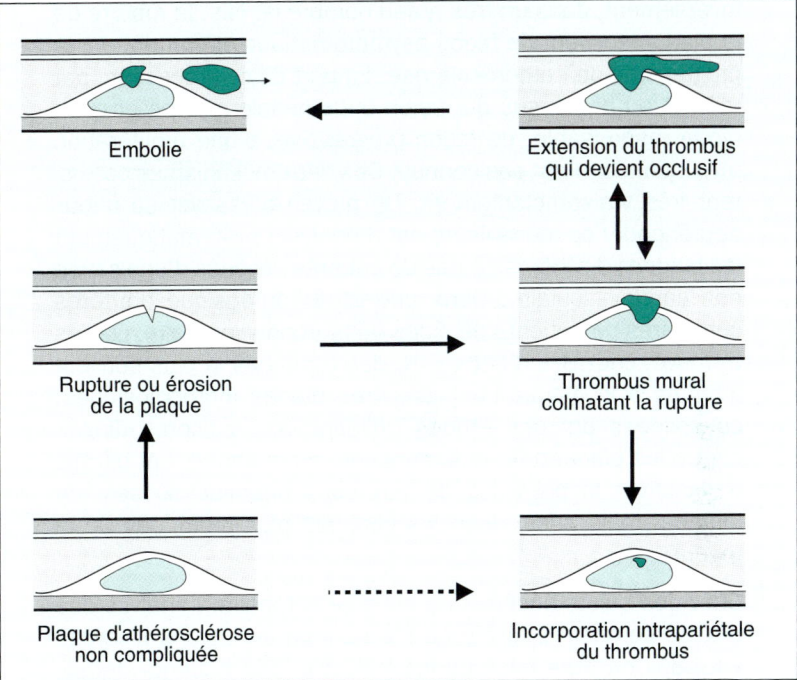

Figure 3. Schéma des évolutions possibles de la plaque d'athérosclérose. Lors d'une rupture de la plaque, le thrombus se forme pour colmater la brèche ; il peut alors s'incorporer à la plaque et contribuer à sa progression. Il peut aussi entraîner une occlusion de l'artère ou être responsable de la survenue d'embolies distales.

— la base d'implantation du thrombus est lysée avec libération de ce dernier dans le courant circulatoire formant une embolie périphérique. C'est un mécanisme de survenue fréquent des accidents ischémiques cérébraux.

Les conséquences de la rupture de la plaque dépendent de plusieurs éléments. Une lésion plus profonde, l'extrusion ou l'exposition du centre lipidique, une sténose serrée, une diminution du flux, des facteurs procoagulants systémiques élevés (fibrinogène, facteur VII, PAI-1) ou la survenue de spasme artériel, contribuent à la survenue d'un thrombus local plus important et donc exposent à la survenue d'un événement symptomatique.

Inversement, dans un très grand nombre de cas, la rupture de la plaque survient de façon asymptomatique et contribue à la progression de l'athérosclérose. La part de ce processus, par rapport au processus de lésion endothéliale minime et chronique responsable, de façon progressive, d'une prolifération myo-intimale, n'est pas connue. Ces deux mécanismes coexistent très vraisemblablement. Un moyen d'essayer de mieux appréhender ce mécanisme est d'analyser systématiquement les plaques d'athérosclérose de patients décédés d'une cause non cardiovasculaire. Dans une étude autopsique d'artères coronaires de patients décédés de mort non coronaire, Davies a trouvé, chez 8 % d'entre eux, des thrombus le plus souvent intégrés à la plaque [15]. D'autres études morphologiques, consolidées par des études utilisant des anticorps dirigés contre les plaquettes, le fibrinogène, ou la fibrine, ont permis d'objectiver la présence de thrombus organisé au sein de l'intima, mais aussi dans les couches plus profondes de la média.

Chez des sujets décédés de maladie coronaire, l'analyse des artères coronaires révèle que le nombre de lésions ulcérées est deux ou trois fois supérieur à celui des patients, témoignant donc qu'en dehors de la plaque responsable du décès d'autres fissures asymptomatiques surviennent. Cela a été également magnifiquement démontré, *in vivo*, par angioscopie coronaire.

Chez des sujets avec un angor instable, 75 % ont une thrombose visualisée ; inversement en cas d'angor stable on retrouve quand même une thrombose dans 15 % des cas [24].

L'ÉROSION DE LA PLAQUE

Si la rupture de la plaque est le mécanisme retrouvé dans deux tiers à trois quart des cas, une érosion superficielle semble expliquer les autres thromboses de plaque [16, 25]. Le mécanisme de ces érosions est moins bien étudié que celui de la rupture avec des divergences sur le rôle de l'inflammation, ou de la sténose (avec une augmentation des forces de cisaillement) dans son déterminisme [16]. L'érosion des plaques semble plus fréquente chez les femmes et les diabétiques.

TABLEAU II. CLASSIFICATION ET DESCRIPTION DES LÉSIONS RENCONTRÉES DANS L'INTIMA DES ARTÈRES CORONAIRES ET PROGRESSION DES LÉSIONS LORS DES COMPLICATIONS AIGUËS (LÉSIONS DE TYPE VI)

Type de lésion et séquence de progression	Classification		Âge de début (Symptômes)
	Terme descriptif	Composition caractéristique	
I	Cellules spumeuses isolées	Présence de cellules spumeuses isolées dans l'intima. Pas d'intrusion de cellules musculaires lisses dans l'intima. Pas de lipides extracellulaires.	0-10 ans (Asymptomatique)
II	Strie lipidique	Augmentation des macrophages et présence de couches de cellules spumeuses. Des lipides extracellulaires sont présents mais clairsemés.	0-10 ans (Asymptomatique)
III	Strie lipidique associée à une discrète accumulation de lipides extracellulaires	Modifications du type II associées à quelques dépôts extracellulaires de lipides dans l'intima.	À partir du milieu de la seconde décennie. (asymptomatique)
IV	Athérome : centre lipidique sans fibrose	Formation d'un centre lipidique, sans réaction fibreuse.	À partir du milieu de la seconde décennie. (Manifestations cliniques possibles, surtout par complications aiguës)
V	Fibroathérome – Va : centre lipidique avec chape fibreuse – Vb : en plus, calcifications – Vc : plaques essentiellement fibreuses avec un centre lipidique minuscule ou absent	Modifications du type IV, associées à une augmentation et un changement de l'intima avec le développement de la chape fibreuse, constituée d'une matrice de collagène et de couches de cellules musculaires lisses.	À partir du milieu de la quatrième décennie. (Manifestations cliniques dépendant du degré de sténose)
VI	Athérosclérose compliquée – VIa : ulcération – VIb : hématome ou hémorragie intraplaque – VIc : thrombose	Complication des lésions de type IV ou V avec formation d'une thrombose pariétale, qui contribue à la progression de la plaque. Ces lésions peuvent revenir au stade V.	Après 40 ans. (Manifestations cliniques fréquentes et aiguës, mais pas du tout constantes)

En résumé

Comme cela est schématisé dans le *tableau II*, la rupture ou l'érosion de la plaque et la thrombose peuvent contribuer à la progression rapide des lésions dès le stade IV de la Classification internationale de l'athérosclérose, avec brutalement un passage du stade IV ou V vers le stade VI, avec potentiellement un retour à un stade V lors de l'intégration du thrombus à la plaque. La survenue du cycle ulcération (ou érosion-thrombose-incorporation-cicatrisation) contribue à l'accroissement de la plaque. On conçoit bien que les stades précoces de l'athérosclérose sont continus, jusqu'au stade IV. À partir de ce degré, l'évolution devient imprévisible et peut brutalement se compliquer, sans aucunes prémices indicatrices de complications. Les conséquences de l'oblitération artérielle dépendent alors des réseaux artériels collatéraux qui peuvent pallier l'arrêt de flux.

Les données d'études coronarographiques prospectives montrent que les sténoses sévères progressent vers l'occlusion totale environ trois fois plus fréquemment que des lésions moins sévères, mais les infarctus du myocarde qui en résultent sont le plus souvent responsables de dégâts myocardiques peu importants [7]. Les patients présentant des sténoses sévères ont développé une meilleure collatéralité dont il a été prouvé qu'elle jouait un rôle important dans la limitation de l'infarctus [26].

À l'inverse, comme nous l'avons vu, les deux tiers des lésions entraînant un infarctus du myocarde ne sont pas hémodynamiquement significatives (inférieures à 75 %) et se révèlent donc brutalement chez des sujets n'ayant aucun signe avant-coureur d'une athérosclérose (angor d'effort ou claudication intermittente, par exemple). Dans ces cas, le réseau collatéral est plus souvent déficient, car l'ischémie qui contribue à son développement n'existait pas, et les dégâts induits par l'oblitération sont plus grands.

L'athérosclérose étant dans nos pays développés de survenue quasi inéluctable avec le vieillissement des populations, la prévention est donc la seule arme efficace dont nous disposons. Les mesures préventives, outre leur action sur le développement progressif des lésions, contribuent aussi à la stabilisation des lésions ; c'est le cas des thérapeutiques hypolipidémiantes [27, 28].

AUTRES COMPLICATIONS DE L'ATHÉROSCLÉROSE

ANÉVRYSMES ARTÉRIELS

La fragilisation de la média par l'athérosclérose est responsable de la formation d'anévrysmes artériels. Au niveau de l'aorte abdominale, l'athérosclérose est la cause majeure des anévrysmes. Rappelons qu'il s'agit également de la principale cause, chez l'adulte, des anévrysmes des artères coronaires. L'incidence d'anévrysme de l'aorte abdominale est multiplié par trois à cinq en cas d'artériopathie oblitérante des membres inférieurs.

RUPTURES ARTÉRIELLES

Ruptures et dissections artérielles sont rares mais constituent des complications graves de l'athérosclérose. Un véritable cratère peut exister au niveau de l'artère (le plus souvent l'aorte), avec une hernie de la lumière artérielle vers la paroi externe qui se trouve amincie et fragilisée, pouvant être responsable d'une dissection, voire d'une rupture de la paroi.

EMBOLIES DE CHOLESTÉROL

Plus rarement la rupture de la plaque atteint le cœur lipidique avec libération dans le vaisseau de la bouillie athéromateuse réalisant le classique tableau d'embolies de cholestérol. Celles-ci sont d'ailleurs favorisées ou déclenchées par les anticoagulants ou les fibrinolytiques qui empêchent la formation du thrombus sur une plaque ulcérée. Une artériographie peut aussi de façon iatrogène créer une rupture de plaque responsable de ces embolies de cholestérol.

Les embolies de cholestérol, qui mesurent entre 10 et 200 µm de diamètre, vont occlure des petites artères, des petites artérioles et des capillaires distaux. Une réaction inflammatoire survient rapidement avec la présence de cellules mononucléées (dont des éosinophiles) et des cellules géantes au contact des cristaux. Les atteintes cutanées, rénales, digestives sont les plus fréquentes. Les embolies de cholestérol surviennent le plus souvent chez des sujets porteurs d'une athérosclérose évoluée et diffuse, expliquant le pronostic souvent sévère des patients qui en sont atteints.

POUR EN SAVOIR PLUS

1. Badimon L, Badimon JJ, Fuster V. Pathogenesis of thrombosis. In : Verstraete M, Fuster V, Topol EJ, eds. *Cardiovascular thrombosis.* Lippincott-Raven, 2nd ed, 1998 : 23-44.

2. DeWood MA, Spores J, Notske R, *et al.* Prevalence of total coronary occlusion during the early hours of transmural myocardial infarction. *N Engl J Med* 1980 ; 303 : 897-902.

3. DeWood MA, Stifter WF, Simpson CA, *et al.* Coronary arteriographic findings soon after non-Q wave myocardial infarction. *N Engl J Med* 1986 ; 315 : 417-23.

4. Kullo IJ, Edwards WD, Schwartz RS. Vulnerable plaque : pathobiology and clinical implications. *Ann Intern Med* 1998 ; 129 : 1050-60.

5. Fuster V, Stein B, Ambrose JA, *et al.* Atherosclerotic plaque rupture and thrombosis. Evolving concepts. *Circulation* 1990 ; 82 (Suppl.) : II47-59.

6. Fuster V. Lewis A Conner Memorial Lecture. Mechanisms leading to myocardial infarction : insights from studies of vascular biology. *Circulation* 1994 ; 90 : 2126-46.

7. Fuster V, Badimon L, Badimon JJ, Chesebro JH. The pathogenesis of coronary artery disease and the acute coronary syndromes. *N Engl J Med* 1992 ; 326 : 242-50, 310-8.

8. Jude B, Agraou B, McFadden EP, *et al.* Evidence for time-dependent activation of monocytes in the systemic circulation in unstable angina, but not in acute myocardial infarction or in stable angina. *Circulation* 1994 ; 90 : 1662-8.

9. Taubman MB, Giesen PLA, Schechter AD, Nemerson Y. Regulation of the procoagulant response to arterial injury. *Thromb Haemost* 1999 ; 82 : 801-5.
10. Richardson PD, Davies MJ, Born GVR. Influence of plaque configuration and stress distribution on fissuring of coronary atherosclerotic plaques. *Lancet* 1989 ; 2 : 941-4.
11. Fuster V, Stein B, Ambrose JA, et al. Atherosclerotic plaque rupture and thrombosis. Evolving concepts. *Circulation* 1990 ; 82 (Suppl. II) : II-47-II-59.
12. Falk E. Why do plaques rupture ? *Circulation* 1992 ; 86 (Suppl. III) : III-30-III-42.
13. Davies MJ, Richardson PD, Woolf N, Mann J. Risk of thrombosis in human atherosclerotic plaques : role of extracellular lipid, macrophage, and smooth muscle cell content. *Br Heart J* 1993 ; 69 : 377-81.
14. Libby P. Molecular bases of the acute coronary syndromes. *Circulation* 1995 ; 91 : 2844-50.
15. Davies MJ. Stability and instability : two faces of coronary atherosclerosis. *Circulation* 1996 ; 94 : 2013-20.
16. Falk E, Fuster V, Shah PK. Interrelationship between atherosclerosis and thrombosis. In : Verstraete M, Fuster V, Topol EJ, eds. *Cardiovascular thrombosis*. Lippincott-Raven, 2nd ed, 1998 : 45-58.
17. Kockx MM. Apoptosis in the atherosclerosic plaque. Quantitative and qualitative aspects. *Arterioscl Thromb Vasc Biol* 1998 ; 18 : 1519-22.
18. Mallat Z, Tedgui A. L'apoptose dans le système cardiovasculaire. *Ann Pathol* 1999 ; 19 : 265-73.
19. Mann JM, Davies MJ. Vulnerable plaque. Relation of characteristics to degree of stenosis in human coronary arteries. *Circulation* 1996 ; 94 : 928-31.
20. Van der Wal AC, Becker AE, van der Loos CM, Das PK. Size of intimal rupture or erosion of thrombosed coronary atherosclerotic plaques is characterized by an inflammatory process irrespective of the dominant plaque morphology. *Circulation* 1994 ; 89 : 36-44.

21. Fuster V, Stein B, Ambrose JA, *et al.* Atherosclerotic plaque rupture and thrombosis. Evolving concepts. *Circulation* 1990 ; 82 (Suppl. II) : II-47-II-59.
22. Lee RT, Schoen FJ, Loree HM, Lark MW, Libby P. Circumferential stress and matrix metalloproteinase 1 in human coronary atherosclerosis. Implications for plaque rupture. *Arterioscl Thromb Vasc Biol* 1996 ; 16 : 1070-3.
23. McCarthy MJ, Loftus IM, Thompson MM, *et al.* Angiogenesis and the atherosclerotic carotid plaque : an association between symptomatology and plaque morphology. *J Vasc Surg* 1999 ; 30 : 261-8.
24. White CJ, Ramee SR, Collins TJ, *et al.* Coronary thrombi increase PTCA risk-angioscopy as a clinical tool. *Circulation* 1996 ; 93 : 253-8.
25. Farb A, Burke AP, Tang AL, *et al.* Coronary plaque erosion without rupture into a lipid core : a frequent cause of coronary thrombosis in sudden coronary death. *Circulation* 1996 ; 93 : 1354-63.
26. Sabia PJ, Powers ER, Ragosta M, *et al.* An association between collateral blood flow and myocardial viability in patients with recent myocardial infarction. *N Engl J Med* 1992 ; 327 : 1825-31.
27. Levine GN, Keaney JF, Vita JA. Cholesterol reduction in cardiovascular disease. *N Engl J Med* 1995 ; 332 : 512-21.
28. Müller-Wieland D, Kotzka J, Krone W. Stabilization of atherosclerotic plaque during lipid lowering. *Curr Op Lipidol* 1997 ; 8 : 348-53.

Les facteurs de risque majeurs

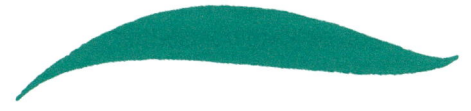

La notion de facteur de risque d'une maladie en général et de l'athérosclérose en particulier provient du fait qu'il n'est pas possible de définir une cause unique responsable de sa survenue. On est donc amené, par l'étude rétrospective et surtout prospective de grandes populations (épidémiologie descriptive), à identifier des situations physiologiques (âge, sexe, hérédité par exemple), des habitudes de vie (alimentation, tabac) ou pathologiques (hypercholestérolémie, diabète, hypertension) qui s'associent positivement à la survenue de l'athérosclérose. Cela ne préjuge pas du caractère causal de ces facteurs de risque.

Il est tout d'abord indispensable de démontrer le caractère indépendant du facteur de risque. Ainsi par exemple, l'obésité, l'hyperuricémie, ou l'hypertriglycéridémie n'apparaissent plus après analyse multivariée (qui prend en compte les autres facteurs) comme étant associées de façon significative à la survenue de l'athérosclérose. Leur présence est en revanche souvent associée à l'existence d'un diabète, d'une hypertension artérielle, bien reconnus comme facteurs de risque indépendants. Ainsi pour identifier un authentique facteur de risque il faut théoriquement que [1] :
– il existe une association statistique forte entre le facteur et l'élévation du risque,

– cette relation soit mathématique et qu'à chaque élévation du facteur risque existe une élévation proportionnée du risque,
– cette association soit retrouvée dans plusieurs études et plusieurs populations,
– il existe une explication raisonnable du lien entre le facteur et la maladie artérielle,
– l'association soit indépendante,
– l'on sache si le risque encouru est celui d'athérosclérose ou celui de ses complications.

Par exemple, la contraception orale est un facteur de risque de thrombose et non pas de l'athérosclérose au sens strict.

Enfin, pour pouvoir parler de facteur causal, il faut démontrer que la correction de ce facteur est capable de prévenir le développement de la maladie. Cela n'est cependant pas une preuve irréfutable d'un lien de cause à effet dans le cadre d'une maladie multifactorielle.

Sur plus de deux cents facteurs de risque de l'athérosclérose proposés, on peut retenir que seul un petit nombre répond aux caractéristiques définies ci-dessus :
– l'âge,
– le sexe masculin,
– l'hypertension artérielle,
– l'hypercholestérolémie et la baisse du HDL-cholestérol (hypoalphalipoprotéinémie),
– le tabac,
– le diabète,
– la sédentarité.

À côté de ces derniers, l'hérédité est très certainement un facteur de risque important d'athérosclérose mais qu'il apparaît plus difficile de quantifier. Le développement de la biologie moléculaire et de ses outils permet de mieux étudier cet important constituant du « patrimoine du risque ».

Régulièrement des tentatives existent de vouloir hisser au rang de facteur de risque bien établi des nouveaux paramètres ; il faut être prudent avant de vouloir élargir le spectre de ces facteurs de risque en pratique clinique car leur recherche est coûteuse, leur statut réel de facteur de risque pas toujours bien démontré ; surtout leur découverte ne débouche à l'heure actuelle sur aucune conséquence pratique démontrée [2].

La coexistence de plusieurs facteurs de risque d'athérosclérose est fréquente chez le même individu. Une notion importante est que l'augmentation du risque n'est pas additive, mais synergique. Cela apparaît nettement dans le *tableau I* issu de l'étude prospective parisienne. Cette notion a pour corollaire que plus un individu a de facteurs de risque, plus le résultat obtenu par une prévention efficace peut être grand.

TABLEAU I. PROBABILITÉ POUR UN HOMME DE 50 ANS D'AVOIR UNE MALADIE CORONAIRE DANS LES 5 ANS EN FONCTION DE DIFFÉRENTS FACTEURS DE RISQUE (D'APRÈS L'ÉTUDE PROSPECTIVE PARISIENNE)

Cholestérol (g/l)	Pression systolique (mmHg)	Cigarettes (par jour)	Probabilité de survenue de maladie coronaire dans les 5 ans
1,6	120	0	0,7 %
2,4	140	0	1,8 %
2,4	140	20	3,5 %
2,8	160	20	9,3 %
3,2	180	20	12,1 %

L'ÂGE ET LE SEXE

Quatre-vingts pour cent des infarctus du myocarde surviennent chez des sujets de plus 65 ans. La prévalence de la maladie coronaire et de l'artériopathie des membres inférieurs augmente de façon nette à partir de 45 ans pour atteindre 6 à 7 % à l'âge de 60 ans *(figure 1)*. L'incidence annuelle des pathologies liées à l'athérosclérose est indiquée dans la *figure 2* ; parmi les trois principales localisations de l'athérosclérose (coronaires, artères des membres inférieurs et artères à destinée cérébrale), l'incidence de la maladie coronaire est la plus fréquente.

Les manifestations cliniques patentes de l'athérosclérose débutent généralement vers la 4e ou 5e décennie chez l'homme, et avec un décalage d'une dizaine d'années chez la femme. La femme est en effet protégée jusqu'à la ménopause, puisqu'à 45 ans, le risque d'un accident coronaire est dix fois supérieur chez l'homme. Cette protection, secondaire à

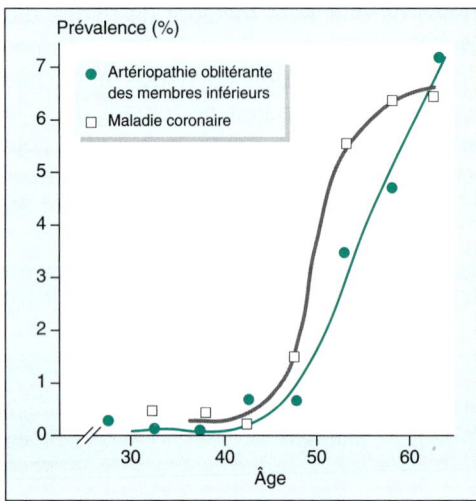

Figure 1. Prévalence de la maladie coronaire et de l'artériopathie des membres inférieurs en fonction de l'âge.

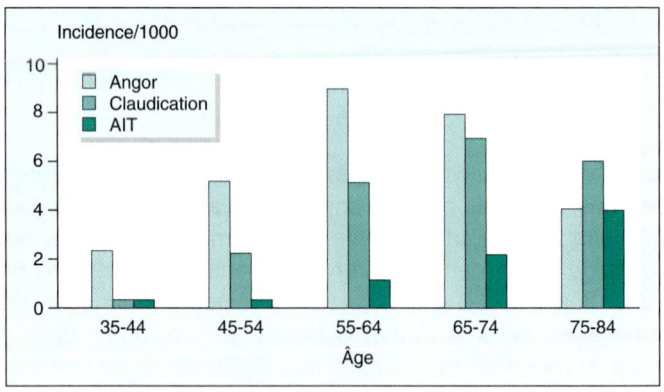

Figure 2. Incidence (‰) de l'angor, de la claudication intermittente et des accidents ischémiques transitoires (AIT) en fonction de l'âge.

l'imprégnation œstroprogestative, est due en partie à un profil lipidique plus favorable. Cette protection de la femme ne paraît cependant pas pouvoir être prolongée par la prescription d'un traitement hormonal substitutif de la ménopause, contrairement à ce que l'on pensait encore récemment [3].

LE TABAC

La France compte actuellement 13,5 millions de consommateurs de tabac, dont 8 millions d'hommes et 5,4 millions de femmes. Le tabagisme est directement responsable de 60 000 décès annuels, parmi lesquels 5 000 concernent les femmes. Pour 2025, on prévoit une progression majeure du nombre de décès avec un chiffre de 160 000 (rapport du député Alfred Recours remis au Premier ministre le 11/10/1999). En 1997, la prévalence du tabagisme chez les garçons de moins de 18 ans était de 34 % et de 40 % chez les filles. La consommation de tabac multiplie le risque de maladie cardiovasculaire par deux, quel que soit le sexe, et cela n'est pas modifié par la consommation de cigarettes légères ou avec filtre. Il est responsable de 20 % des décès par maladies cardiovasculaires [4]. L'arrêt du tabac entraîne, en cinq ans, une diminution rapide du risque coronaire qui devient deux fois inférieur aux sujets qui continuent de fumer.

Le tabac joue un rôle athérogène par plusieurs mécanismes, qui restent assez mal connus et que l'on peut schématiser dans la *figure 3* [5, 6]. Chez l'animal, la fumée de tabac induit des modifications de l'endothélium, soit secondaires à l'hypoxie (liée à l'augmentation de la carboxyhémoglobine), soit par d'autres mécanismes (augmentation de la nicotine et des catécholamines). Il en résulte une augmentation de la perméabilité endothéliale. *In vitro*, la nicotine est directement cytotoxique pour l'endothélium et elle peut aussi être un inhibiteur de l'apoptose cellulaire, favorisant ainsi la prolifération des cellules musculaires lisses.

Le monoxyde de carbone et les nombreux oxydants et radicaux libres qui passent du poumon dans la circulation contribuent aussi aux effets vasculaires délétères du tabac. Les fumeurs ont des taux de LDL-cholestérol et de triglycérides significativement plus élevés que les non-fumeurs, avec un effet proportionnel à l'importance du tabagisme. Inversement, le tabac diminue la concentration de HDL-cholestérol et d'apolipoprotéine A-I. La fumée de cigarette semble aussi favoriser l'oxydation des LDL [4, 5].

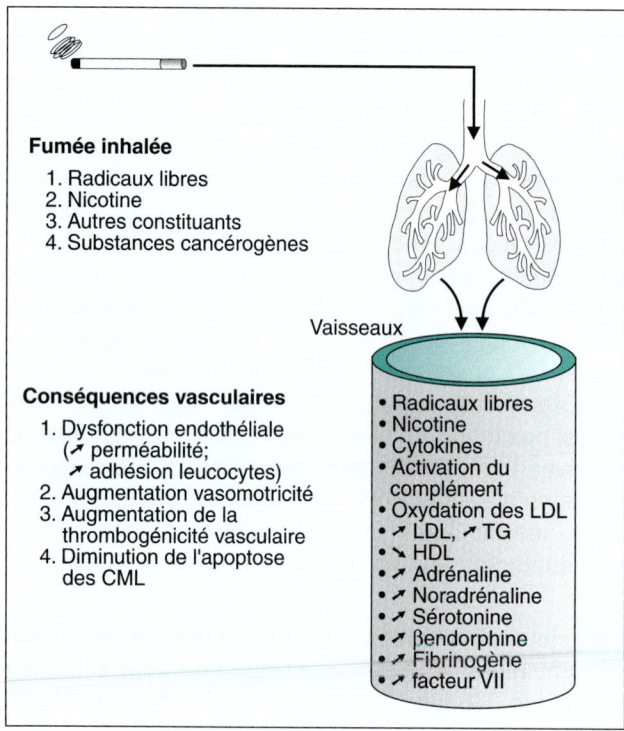

Figure 3. Médiateurs de l'athérosclérose mis en cause avec le tabac et conséquences vasculaires.

Le tabac est également un facteur de risque d'infarctus du myocarde et de mort subite, suggérant un rôle prothrombogène, par augmentation de l'agrégabilité plaquettaire, de production de thromboxane A2 et de la concentration plasmatique d'adrénaline. Les fumeurs ont une élévation du fibrinogène, secondaire à l'IL-1 sécrétée par les macrophages alvéolaires, et des taux de facteur VII de la coagulation. Le rôle prédisposant de l'augmentation du fibrinogène dans les maladies cardiovasculaires est démontré.

Les autres effets délétères du tabagisme concernent l'altération de la vasomotricité dépendante de l'endothélium avec un effet spastique coronaire démontré, un effet pro-arythmogène et des effets hémodynamiques (augmentation de la fréquence cardiaque et des résistances coronaires) [5, 6]. Ces mécanismes expliquent que l'augmentation de la mortalité chez le fumeur passe non seulement par les complications de l'athérosclérose proprement dite mais aussi par un risque augmenté de mort subite.

Le tabac est un facteur de risque pour toutes les localisations de l'athérosclérose, mais il est plus fortement lié à la survenue d'une atteinte artérielle des membres inférieurs et d'une maladie coronaire *(tableau II)*. La consommation journalière de 20 cigarettes ou plus par jour augmente de deux à trois le risque de survenue d'une maladie coronaire ou d'une artériopathie des membres inférieurs par rapport au non-fumeur [7].

TABLEAU II. RISQUE DE MALADIE CARDIOVASCULAIRE EN FONCTION DES CHIFFRES DE PRESSION ARTÉRIELLE SYSTOLIQUE ET DE LA CONSOMMATION DE TABAC DANS L'ÉTUDE DE FRAMINGHAM (INCIDENCE POUR 1 000 SUJETS APRÈS 8 ANS DE SUIVI). HOMMES ÂGÉS DE 50 ANS, AVEC UN CHOLESTÉROL NORMAL, PAS DE DIABÈTE ET PAS D'HYPERTROPHIE VENTRICULAIRE GAUCHE

Pression artérielle systolique (mmHg)	Total des maladies cardiovasculaires		Claudication intermittente		Infarctus du myocarde		Accidents vasculaires cérébraux	
	non-fumeurs	fumeurs	non-fumeurs	fumeurs	non-fumeurs	fumeurs	non-fumeurs	fumeurs
105	37	64	3	10	17	26	7	11
120	47	81	4	12	21	32	8	13
135	60	102	5	15	26	39	9	15
150	76	128	6	19	31	47	11	18
165	96	160	7	23	39	58	13	21
180	121	198	9	29	47	70	15	25
195	151	242	11	36	58	96	18	29

Le risque du tabac est directement lié à la dose inhalée, avec une augmentation du risque dès 4 cigarettes par jour *(figure 4)* [8]. Dans l'étude prospective des infirmières américaines *(Nurses' Health Study)*, la consommation de 25 cigarettes par jour augmente par cinq le risque de mortalité coronaire ou de maladie cardiovasculaire non mortelle. L'association tabac et contraception œstro-progestative augmentait par treize le risque de décès coronaire. L'association tabac avec la survenue d'une artériopathie oblitérante des membres inférieurs est forte chez l'homme comme chez la femme, avec une augmentation du risque de deux à cinq dans l'étude de Framingham *(tableau III)*.

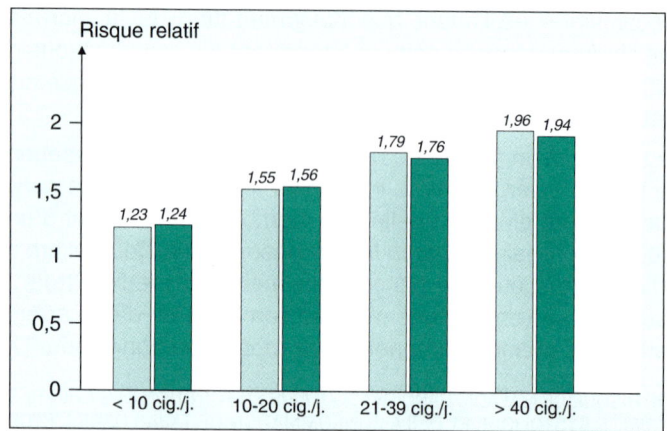

Figure 4. Risque relatif de mortalité cardiovasculaire ■ et de maladie coronaire ■ selon la consommation de tabac (US Veterans Study, 1954-69).

TABLEAU III. INCIDENCE ANNUELLE DE LA SURVENUE DE CLAUDICATION SELON LA CONSOMMATION DE TABAC CHEZ L'HOMME ET CHEZ LA FEMME DANS L'ÉTUDE DE FRAMINGHAM

Âge	Nbre de cigarettes par jour	Incidence/10 000/an	
		Hommes	Femmes
45-54 ans	Aucune	10	0,2
	< 20	13	4
	> 20	25	11
55-64 ans	Aucune	28	18
	< 20	44	22
	> 20	108	33

L'arrêt du tabac entraîne une diminution du risque cardiovasculaire [8]. Dans l'étude de Framingham, l'arrêt du tabac à l'âge de 65 ans réduit le risque d'événement coronaire de 50 % par rapport aux sujets qui continuent de fumer. De même dans la grande étude du CASS *(Coronary Artery Surgery Study)*, la mortalité est réduite de 40 % chez les abstinents. Le bénéfice est rapidement obtenu avec une divergence des courbes dès la première année et une mortalité qui rejoint celle des non-fumeurs après 7 à 10 ans. Le risque de mort subite diminue également de 30 %.

Chez l'artéritique, le bénéfice de l'arrêt du tabac est également important ; 18 % des claudicants évoluent en 5 ans vers une ischémie critique en cas de poursuite de l'intoxication tabagique alors qu'en cas d'abstinence la maladie se stabilise dans la majorité des cas [9]. De même, la mortalité à 5 ans chez le claudicant qui continue à fumer est élevée (20 à 30 %) alors qu'elle n'est que de 10 % en cas d'arrêt. Le bénéfice de l'arrêt du tabac s'observe à tout âge. En dépit de ces données, l'arrêt du tabac est encore très imparfait en prévention secondaire. Dans l'étude EUROASPIRE, 25 à 30 % des patients ayant eu un infarctus, un pontage ou une angioplastie coronaire continuent de fumer à six mois [10].

L'HYPERTENSION ARTÉRIELLE

La relation épidémiologique de la pression artérielle systolique et diastolique avec l'athérosclérose est retrouvée dans toutes les études épidémiologiques. Comme pour l'hypercholestérolémie le risque vasculaire augmente avec les chiffres de pression artérielle sans valeur seuil. Le risque de maladie coronaire est multiplié par quatre lorsque la pression artérielle systolique est à 170 mmHg par rapport à 130 mmHg, dans l'étude prospective parisienne. Les liens entre hypertension artérielle et maladie cardiovasculaire sont également illustrés dans le *tableau II*. Dans une revue de neuf études prospectives d'observation, un total de plus de 418 000 sujets, entre 25 et 84 ans, principalement masculins, ont été analysés [11, 12]. Le suivi moyen était de 10 ans. La pression artérielle diastolique a été arbitrairement divisée en cinq groupes : < 80, 80-89, 90-99, 100-109, ≥ 110 mmHg, et la relation avec la survenue d'accidents vasculaires cérébraux et de maladie coronaire analysée *(tableau IV)*.

Parmi les 418 343 sujets, 843 accidents vasculaires cérébraux étaient survenus (fréquence de deux pour 1 000), dont 599 mortels. Le risque relatif d'accidents vasculaires cérébraux (hémorragiques ou ischémiques) est indiqué dans la *figure 5*. Le risque augmente de façon exponentielle avec la pression artérielle sans effet de seuil ni d'augmentation de la mortalité pour les faibles valeurs de pression artérielle (absence de courbe dite en J). Les résultats sont identiques selon les sexes, bien qu'un nombre beaucoup plus faible de

TABLEAU IV. NOMBRE ET FRÉQUENCE (‰) D'ACCIDENTS VASCULAIRES CÉRÉBRAUX (AVC) ET DE MALADIE CORONAIRE SELON DES VALEURS DE PRESSION ARTÉRIELLE (D'APRÈS [11] ET [12])

Pression artérielle diastolique	Pression artérielle systolique moyenne	Pression artérielle diastolique moyenne	Nombre de participants	AVC (n (‰))	Maladie coronaire (n (‰))
≤ 79	123	76	142 305	151 (1,1)	1 028 (7,2)
80-89	136	84	160 695	243 (1,5)	1 638 (10,2)
90-99	148	91	85 056	213 (2,5)	1 247 (14,7)
100-109	162	99	27 340	136 (5,0)	617 (22,6)
≥ 110	175	105	7 198	100 (13,9)	326 (45,3)

femmes soit inclus dans ces études. De ces résultats on peut déduire qu'une diminution absolue de 5 mmHg de la pression artérielle diastolique accompagnée d'une baisse de 9 mmHg de la pression artérielle systolique confère une diminution de 30 % du risque d'accidents vasculaires cérébraux.

Dans cette même population, 4 586 événements coronaires sont survenus, soit 1,2 %, donc six fois plus que le nombre d'accidents vasculaires cérébraux, et un nombre de décès beaucoup plus importants (4 260). Encore une fois, le risque de maladie coronaire augmente de façon exponentielle selon la pression artérielle, sans effet seuil et sans courbe en J. Cela est bien attesté par l'analyse du sous-groupe des sujets ayant la pression artérielle la plus basse ; dans cette population le risque décroît encore pour ceux ayant la pression la plus basse. La pente de la courbe du risque relatif en fonction de la pression artérielle est environ 30 % plus faible que celle observée pour les AVC *(figure 5)*, mais en risque absolu le nombre d'événements observés est bien supérieur. De ces résultats on peut déduire qu'une diminution absolue de 5 mmHg de la pression artérielle diastolique accompagnée d'une baisse de 9 mmHg de la pression artérielle systolique confère une diminution de 20 % du risque d'accidents coronaires, alors qu'une baisse respectivement de 10 et 19 mmHg diminue le risque de 30 %. La relation entre pression artérielle et événements coronaires, mortels ou non, est similaire dans les deux sexes.

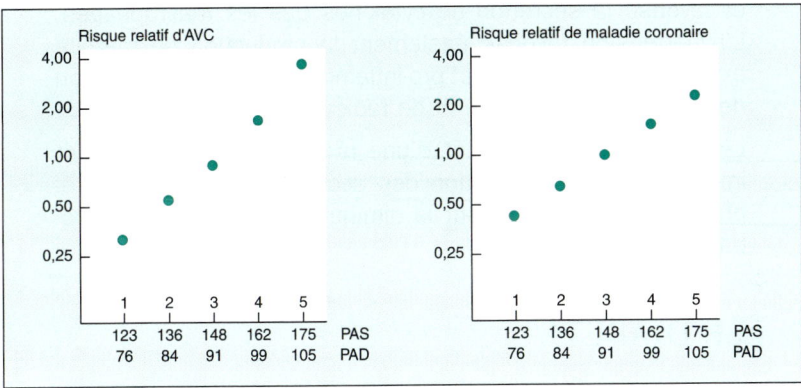

Figure 5. Risque relatif d'AVC (à gauche) et de maladie coronaire (à droite) selon cinq catégories de pression artérielle systolique et diastolique (d'après [11] et [12]).

Après un accident vasculaire cérébral, et à distance de la phase aiguë, des données montrent le rôle délétère de l'hypertension artérielle, relation qui reste continue. Il n'en est pas de même après la survenue d'un infarctus myocardique, où la relation apparaît clairement en J, autrement dit le risque augmente pour les pressions artérielles les plus basses. Dans l'essai MRFIT, parmi les 5 440 hommes ayant eu un infarctus myocardique, ceux ayant une pression diastolique dans le quintile le plus bas (PAD < 76 mmHg) ont un risque de décès 20 % supérieur à ceux du second quintile (PAD entre 76 et 80 mmHg). Cet effet délétère d'une pression artérielle basse après un infarctus reflète l'importance de la dysfonction ventriculaire gauche après l'infarctus, un pronostic péjoratif à court terme. En effet, cette courbe en J persiste quelques années et ensuite le lien entre pression artérielle et mortalité reprend un aspect continu à distance de l'épisode initial.

Dans l'étude de Framingham, l'existence d'une hypertension artérielle multiplie le risque d'artériopathie oblitérante des membres inférieurs par deux, de façon indépendante des autres facteurs de risque associés.

Les effets de la pression artérielle sur la paroi vasculaire sont complexes. L'augmentation des forces de cisaillement favorise l'adhésion des monocytes à l'endothélium. L'angiotensine II a un effet mitogène sur les cellules musculaires lisses et favorise la sécrétion de cytokines pas les macrophages. L'hypertension favorise également la production de matrice extracellulaire et a un effet pro-inflammatoire avec la formation de peroxyde d'hydrogène et de radicaux libres [5, 13].

Le bénéfice du traitement d'une hypertension artérielle est important sur la diminution des accidents vasculaires cérébraux mais plus faible sur la diminution de la maladie coronaire [14].

LE DIABÈTE

Le diabète, qu'il soit insulino- ou non insulino-dépendant, est un facteur de risque majeur d'athérosclérose. La prévalence du diabète est en augmentation régulière ; estimée à 4 % en 1995 elle devrait atteindre 5,4 % en 2025. Dans le monde, le nombre d'adultes diabétiques passera ainsi de 135 millions à 300 millions [15]. Le diabète multiplie le risque coronaire par 2,3 (étude prospective parisienne) et chez la femme une augmentation du risque au moins similaire est observée dans d'autres études. Le risque d'accidents vasculaires cérébraux est également augmenté chez le diabétique. Dans l'étude de Framingham, l'incidence d'accidents ischémiques cérébraux était multipliée par 2,5 à 3,5 chez le sujets des deux sexes, âgés de 45 à 74 ans.

Le bénéfice du bon équilibre du diabète sur la microangiopathie est démontré ; il est moins évident sur la macroangiopathie bien que probable. L'existence d'un diabète doit surtout inciter à parfaitement contrôler les autres facteurs de risque avec un bénéfice démontré sur la macroangiopathie [15].

Les liens entre diabète et athérosclérose sont complexes et encore mal compris et rien ne singularise l'athérosclérose du diabétique [16]. Le diabète modifie le profil lipidique, avec une augmentation des triglycérides et une baisse des HDL tout en favorisant des modifications des LDL qui sont plus denses et plus athérogènes. Le diabète est associé à un effet pro-agrégant plaquettaire, à une augmentation du facteur VII et surtout du PAI-1 responsable d'une hypofibrinolyse. La glycation des apolipoprotéines et aussi des protéines de la matrice vasculaire pourrait jouer un rôle physiopathologique important.

On observe également chez les diabétiques une augmentation de la sécrétion de certains facteurs de croissance (IGF-1, EDGF, EGF), des altérations fonctionnelles des leucocytes avec une augmentation de leur adhérence à l'endothélium [16]. Le rôle de l'insulinorésistance et de l'hyperinsulinémie comme facteur athérogène reste très discuté [17].

L'HYPERCHOLESTÉROLÉMIE

C'est certainement le facteur de risque dont le lien est le mieux établi avec l'athérosclérose. La relation entre cholestérolémie et athérosclérose est exponentielle, sans seuil limite [18]. Cette notion est retrouvée dans toutes les études épidémiologiques, quels que soient le sexe et le pays étudié. Trois types d'évidence épidémiologique ont permis d'étayer le rôle d'une élévation du cholestérol comme facteur de risque d'athérosclérose.

La première évidence provient de la comparaison de la mortalité coronaire en fonction des cholestérolémies observées dans différents pays. L'étude des sept pays, d'Ancel Keys dans les années 1960 a ainsi démontré que dans les pays où la cholestérolémie est la plus forte (Finlande, États-Unis) la mortalité y est très supérieure à ceux ayant une cholestérolémie basse (Japon, Crête). Dans cette même étude, la relation entre la consommation de graisses saturées et la cholestérolémie était aussi mise en évidence.

Le second type d'évidence épidémiologique provient de l'étude des populations japonaises ayant migré de leur contrée natale à faible risque coronaire vers les îles Hawaii ou à San Francisco aux États-Unis. Les changements d'environnement étaient responsables d'une augmentation de la cholestérolémie qui s'accompagnait en conséquence d'une augmentation de la morbidité coronaire *(tableau V)*.

Le troisième type d'études épidémiologiques est plus classique et compare, au sein des sujets d'un même pays, la relation entre la cholestérolémie et la survenue d'événements cardiovasculaires dans des enquêtes prospectives qui se sont déroulées sur six à trente ans. Trois grandes études ont bien analysé cette relation, l'étude de Framingham, l'étude MRFIT

TABLEAU V. ÉVIDENCE ÉPIDÉMIOLOGIQUE ÉTAYANT LE LIEN ENTRE CHOLESTÉROLÉMIE ET MALADIE CORONAIRE. LA COMPARAISON DES CHOLESTÉROLÉMIES DE SUJETS JAPONAIS VIVANT AU JAPON, À HAWAII OU AUX ÉTATS-UNIS EST CORRÉLÉE À LA SURVENUE D'ÉVÉNEMENTS CORONAIRES

	Japon	Hawaii	San Francisco
Cholestérolémie (g/l)	1,81	2,18	2,28
Fréquence de maladie coronaire (‰)	25,4	34,7	44,6

et l'étude prospective parisienne [18, 19]. Soulignons d'emblée que la relation entre cholestérolémie et athérosclérose est retrouvée essentiellement au niveau coronaire et qu'en ce qui concerne le lien avec les accidents vasculaires cérébraux il n'y a pas d'association démontrée [20]. La relation entre cholestérolémie et maladie cardiovasculaire est forte, continue et exponentielle, sans valeur seuil qui sépare une zone de fort risque d'une zone de faible risque, selon une courbe similaire à celle de l'hypertension artérielle. La relation entre augmentation de la cholestérolémie et morbidité ou mortalité coronaire s'observe dans toutes les populations, y compris chez celles ayant une cholestérolémie basse et une mortalité coronaire assez faible. Cette relation est indépendante des autres facteurs de risque. Les courbes de mortalité coronaire en fonction de la cholestérolémie dans les études MRFIT (après un suivi de six ans) et dans l'étude prospective parisienne (suivi de quinze ans) sont indiquées dans la *figure 6*. L'augmentation du risque relatif est de deux pour une cholestérolémie passant de 2 g/l (5,2 mmol/l) à 2,5 g/l (6 mmol/l) et de quatre pour une cholestérolémie à 3 g/l (7,8 mmol/l).

La relation entre cholestérolémie et accidents vasculaires cérébraux n'apparaît pas positive, prenant parfois une courbe en U et est même parfois négative [18, 20]. Cette absence de relation s'expliquerait par la diversité des mécanismes physiopathologiques conduisant à faire un accident vasculaire ; le risque d'accident ischémique cérébral serait faiblement relié à l'augmentation de la cholestérolémie et surtout le risque d'accident hémorragique est accru chez les sujets avec une cholestérolémie basse [18].

En fait, le risque lié aux hypercholestérolémies est porté par le cholestérol lié aux lipoprotéines de basse densité (LDL). Le

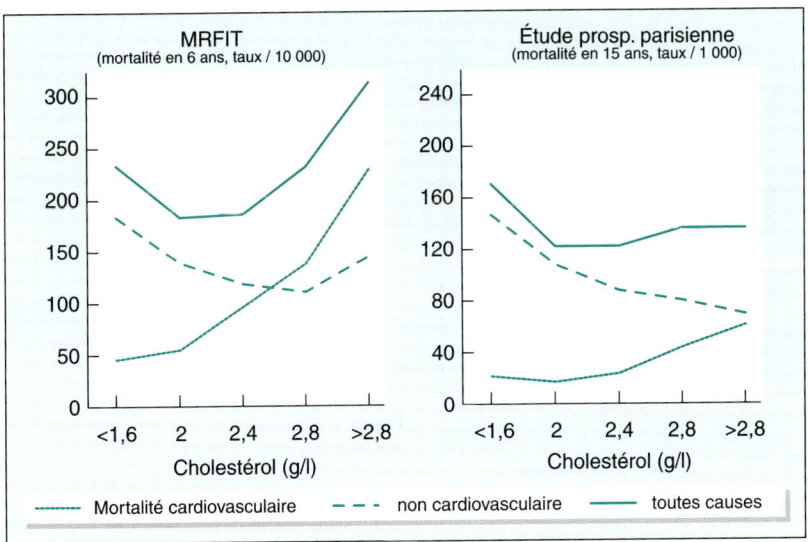

Figure 6. Mortalité cardiovasculaire, non cardiovasculaire et totale dans les études MRFIT et prospective parisienne.

cholestérol plasmatique est véhiculé dans le sang par des lipoprotéines : les LDL *(low density lipoprotein)*, les HDL *(high density lipoprotein)* et les VLDL *(very low density lipoprotein)* (revue dans [21]). Ces particules sont composées d'un noyau lipidique riche en esters de cholestérol et triglycérides et d'une membrane constituée d'une monocouche de cholestérol libre et de phospholipides au sein de laquelle sont incluses des protéines spécifiques de chaque lipoprotéine et qui sont donc nommées apolipoprotéines (ou apoprotéines). Les particules athérogènes sont les LDL, les HDL étant à l'opposé protectrices. Cela est illustré dans la *figure 7* ; pour des taux de HDL-cholestérol passant de 0,45 g/l (1,16 mmol/l) à 0,25 g/l (0,65 mmol/l) le risque relatif de maladie coronaire est multiplié par deux. Inversement toute augmentation du HDL-cholestérol de 0,01 g/l (0,026 mmol/l) s'accompagne d'une diminution du risque de 2 % chez l'homme et de 3 % chez la femme [22]. Les valeurs de HDL-cholestérol sont étroitement reliées à la triglycéridémie, au tabac, au régime, à la consommation d'alcool, à la glycémie, au poids, à l'âge et au sexe.

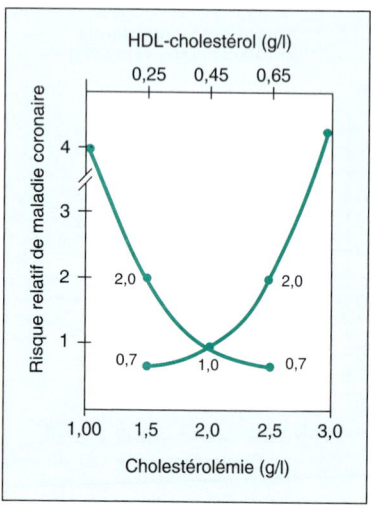

Figure 7. Risque relatif de maladie coronaire en fonction des valeurs de cholestérolémie totale ou de HDL-cholestérol, dans l'étude de Framingham.

L'hypertriglycéridémie n'est pas un facteur prédictif statistiquement indépendant après ajustement avec d'autres facteurs de risque, tels que l'obésité, le cholestérol total, l'hypertension artérielle, le tabagisme et surtout le HDL cholestérol (en raison de la relation réciproque inverse qui existe entre triglycérides et HDL-cholestérol) [2, 21]. Le rôle athérogène de concentrations élevées de Lp(a) est également controversé [2].

Dans les études d'intervention, la baisse de la cholestérolémie diminue la morbi-mortalité liée à l'athérosclérose de façon significative, surtout avec la classe des inhibiteurs de l'HMG-CoA réductase ou statines [23].

AUTRES FACTEURS DE RISQUE

L'HOMOCYSTÉINE

La survenue d'une atteinte artérielle prématurée est connue depuis longtemps dans le cas de l'homocystinurie, une anomalie métabolique due à un déficit homozygote dans l'une des enzymes responsables de la régulation du métabolisme de l'homocystéine. Une augmentation plus modérée de l'homocystéine, pouvant être d'origine soit génétique soit secondaire à une carence en vitamines B6, B12 ou en folates, est également un facteur de risque d'athérosclérose. Il faut cependant souligner que les études prospectives ayant analysé ce facteur de risque sont discordantes, seulement deux parmi cinq d'entre elles ont confirmé la relation positive entre hyperhomocystéinémie et maladie coronaire [2]. On ne dispose pas d'études démontrant que la baisse de l'homocystéinémie diminue les complications liées à l'athérosclérose.

L'hyperhomocystéinémie peut entraîner une dysfonction endothéliale, voire même des lésions vasculaires, une prolifération des cellules musculaires lisses, une augmentation de synthèse de thromboxane A2 entraînant une agrégation plaquettaire et un effet procaoagulant.

L'HYPERTROPHIE VENTRICULAIRE GAUCHE

Dans l'étude de Framingham, 16 % des hommes et 19 % des femmes avaient une hypertrophie ventriculaire gauche qui est également retrouvée chez 26 % des hypertendus et 10 % des sujets n'ayant pas ce facteur de risque. L'âge, l'obésité, un antécédent d'infarctus du myocarde ou de valvulopathie sont également associés à ce facteur de risque. Après correction pour ces facteurs confondants, l'hypertrophie ventriculaire reste un facteur de risque indépendant avec un *odds ratio* entre 1,4 et 5,4 [2].

FACTEURS DE L'HÉMOSTASE

Une augmentation du fibrinogène, du facteur VII, de l'activité fibrinolytique ou du PAI-1 *(plasminogen activator inhibitor I)* est retrouvée liée à l'athérosclérose dans les études épidémiologiques, mais leur recherche en pratique clinique n'a pas d'utilité thérapeutique. L'hyperfibrinogénémie est un facteur de risque vasculaire avec un *odds ratio* de 1,8. Le tabac, l'obésité, la sédentarité augmentent la concentration moyenne de fibrinogène [2, 24].

L'INFLAMMATION ET L'INFECTION

De nombreuses études épidémiologiques ont rapporté un lien entre différents facteurs inflammatoires et la maladie coronaire. La CRP (protéine C réactive) est un marqueur non spécifique de l'inflammation qui est associé aux atteintes coronaires avec un *odds ratio* de 1,7 [24]. Plusieurs essais ont mis en évidence une relation entre les infections à *Chlamydia pneumoniae* et la survenue d'une athérosclérose [25]. Le lien entre ce micro-organisme et l'athérosclérose a été mis en évidence, soit par des études sérologiques, soit par l'identification de la bactérie au sein même des lésions. Des études expérimentales sont également en faveur de la survenue de lésions plus diffuses chez les animaux infectés par rapport aux animaux témoins. Des études préliminaires ont montré un bénéfice de l'antibiothérapie après une maladie coronaire et des essais de plus grande ampleur sont en cours. Le lien avec d'autres facteurs infectieux comme le cytomégalovirus (CMV) ou *Helicobacter pylori* est plus controversé [26, 27].

LA SÉDENTARITÉ

Le risque d'infarctus du myocarde est multiplié par 1,9 chez les sédentaires par rapport aux non-sédentaires, après ajustement pour les autres facteurs de risque. Un effet protecteur de l'exercice physique régulier est retrouvé dans la majorité des études.

L'ALCOOL

L'alcool n'est pas un facteur de risque d'athérosclérose, mais un facteur protecteur. Plusieurs études ont démontré qu'une consommation modérée d'alcool s'associe à une diminution de 20 à 40 % de l'incidence de la maladie coronaire ou des accidents ischémiques cérébraux [28, 29]. Le mécanisme de cet effet protecteur n'est pas univoque ; il passe en partie par une augmentation du cholestérol lié aux HDL, mais aussi par un effet anti-oxydant, antiagrégant plaquettaire, et par une diminution de la Lp(a) et du fibrinogène.

POUR EN SAVOIR PLUS

1. Emmerich J. Anomalies lipidiques : facteur favorisant ou agent étiologique de l'athérosclérose. *Arch Mal Cœur* 1998 ; 91 (v) : 13-9.
2. Harjai KJ. Potential new cardiovascular risk factors : left ventricular hypertrophy, homocysteine, lipoprotein(a), triglycerides, oxidative stress, and fibrinogen. *Ann Intern Med* 1999 ; 131 : 376-86.
3. Hulley S, Grady D, Bush T, *et al.* Randomized trial of estrogen plus progestin for secondary prevention of coronary heart disease in postmenopausal women : the heart and estrogen/progestin replacement study (HERS). *JAMA* 1998 ; 280 : 605-13.
4. Stafford RS, Becker CG. Cigarette smoking and atherosclerosis. In : Fuster V, Ross R, Topol E, eds. *Atherosclerosis and coronary artery disease*. Philadelphie : Lippincott-Raven, 1996 : 303-25.
5. Thomas D. Pourquoi et comment lutter contre le tabagisme. In : *La prévention de la maladie coronaire*. Paris : John Libbey Eurotext, 1999 : 40-66.
6. Benowitz NL, Gourlay SG. Cardiovascular toxicity of nicotine : implications for nicotine replacement therapy. *J Am Coll Cardiol* 1997 ; 29 : 1422-31.
7. AHA Medical/Scientific Statement Special Report. Active and passive tobacco exposure : a serious pediatric health problem. *Circulation* 1994 ; 90 : 2581-90.
8. US Department of Health and Human Services. The health benefits of smoking cessation. A report of the surgeon general. Rockville, MD : US Department of Health and Human Services, Public Health Services, Centers for Disease Control : 1990. DHHS Publication (CDC) 90-8416.
9. Jonason T, Bergstrom R. Cessation of smoking in patients with intermittent claudication : effects on the risk of peripheral vascular complications, myocardial infarctions and mortality. *Acta Med Scand* 1987 ; 221 : 253-60.

10. Montaye M, Richard F, Lemaire B, *et al*. Prévention secondaire de la maladie coronaire en France. Résultats de l'étude EUROASPIRE, registre des cardiopathies ischémiques de Lille. *Arch Mal Cœur* 1998 ; 91 : 1211-20.

11. MacMahon S, Peto R, Cutler J, *et al*. Blood pressure, stroke and coronary heart disease, part I : effects of prolonged differences in blood pressure – evidence from nine prospective observational studies corrected for the regression dilution bias. *Lancet* 1990 ; 335 : 765-74.

12. Collins R, Peto R, MacMahon S, *et al*. Blood pressure, stroke and coronary heart disease, part II : effects of short-term reductions in blood pressure-an overview of the unconfounded randomised drug trials in an epidemiological context. *Lancet* 1990 ; 335 : 827-38.

13. Ross R. Atherosclerosis. An inflammatory disease. *N Engl J Med* 1999 ; 340 : 115-126.

14. Psaty BM, Smith NL, Siscovick DS, *et al*. Health outcomes associated with antihypertensive therapies used as first-line agents : a systematic review and meta-analysis. *JAMA* 1997 ; 277 : 739-45.

15. Virally ML, Guillausseau PJ. Prévention primaire et secondaire des complications du diabète : les études d'intervention. *STV* 1999 ; 11 : 391-7.

16. Leutenegger M. Macroangiopathie diabétique, physiopathologie, implications thérapeutiques. *STV* 1995 ; 4 : 247-56.

17. Laakso M. Insulin resistance and coronary heart disease. *Curr Op Lipidol* 1996 ; 7 : 217-26.

18. Richard JL, Bruckert E, Delahaye F, Emmerich J, Thomas D. Taux de cholestérol sanguin et mortalité. *Arch Mal Cœur* 1992 ; 85 (III) : 11-9.

19. Kannel WB, Castelli WP, Tavia G, McNamara PM. Serum cholesterol, lipoproteins, and the risk of coronary heart disease. *Ann Intern Med* 1971 ; 74 : 1-12.

20. Prospective studies colaboration. Cholesterol, diastolic blood pressure, and stroke : 13 000 strokes in 450 000 people in 45 prospective studies. *Lancet* 1995 ; 346 : 1647-53.

21. Bruckert E, Thomas D. *Les hypercholestérolémies*. Paris : John Libbey Eurotext, 1997.
22. Emmerich J, Bruckert E, Delahaye F, Richard JL, Thomas D. Relation entre HDL-cholestérol et maladies cardiovasculaires. *Arch Mal Cœur* 1992 ; 85 (III) : 21-28.
23. Bucher HC, Griffith LE, Guyatt GH. Systematic review on the risk and benefit of different cholesterol-lowering interventions. *Arterioscler Thromb Vasc Biol* 1999 ; 19 : 187-95.
24. Danesh J, Collins R, Appleby P, Peto R. Association of fibrinogen, C-reactive protein, albumin, or leukocyte count wit coronary heart disease : meta-analyses of prospective studies. *JAMA* 1998 ; 279 : 1477-82.
25. Danesh J, Collins R, Peto R. Chronic infections and coronary heart disease : is there a link ? *Lancet* 1997 ; 350 : 430-6.
26. Lozinguez, Arnaud E, Velut JG, *et al.* Cytomégalovirus et pathologies artérielles. Aspects actuels. *Arch Mal Cœur* 1999 ; 92 : 1205-12.
27. Danesh J, Youngman L, Clark S, *et al. Helicobacter pylori* infection and early onset myocardial infarction : case-control and sibling pairs study. *Br Med J* 1999 ; 319 : 1157-62.
28. Berger K, Ajani UA, Kase CS, *et al.* Light-to-moderate alcohol consumption and the risk of stroke among US male physicians. *N Engl J Med* 1999 ; 341 : 1557-64.
29. Hommel M, Jaillard A. Alcohol for stroke prevention ? *N Engl J Med* 1999 ; 341 : 1605-6.

Prévention secondaire

La prévention de l'athérosclérose concerne l'ensemble des mesures visant à prévenir ou ralentir la survenue des événements, soit avant toute manifestation clinique (prévention primaire), soit après un premier événement (prévention secondaire). Nous ne nous focaliserons que sur la prévention secondaire, la prévention primaire ayant été largement développée dans deux autres ouvrages de cette collection [1, 2]. Nous ne discuterons pas non plus les mesures spécifiques offertes par les préventions non médicamenteuses, telles que la chirurgie vasculaire ou l'angioplastie.

Après un premier accident artériel lié à l'athérosclérose, quel que soit son territoire, le but principal du traitement est de réduire les risques de récidive qui sont la principale cause de mortalité après un infarctus du myocarde, un accident ischémique cérébral ou chez les patients atteints d'artériopathie des membres inférieurs. Plusieurs traitements ont une efficacité indiscutable dans cette indication, mais leur prescription reste encore trop faiblement appliquée en France comme dans d'autres pays. Deux grandes classes thérapeutiques ont un bénéfice établi en prévention secondaire de l'athérosclérose quelle que soit sa localisation : les antithrombotiques (et en premier lieu les antiagrégants plaquettaires) et les inhibiteurs de l'hydroxy-méthyl-glutaryl-co-enzyme A (HMG-CoA) réductase (statines). Dans le cadre plus ciblé du post-infarctus, on doit ajouter à l'arsenal précédent les β-bloquants, qui n'agissent pas directement sur l'athérothrombose. Nous évoquerons le bénéfice à attendre du régime et du bon équilibre d'un diabète et d'une hypertension artérielle et discuterons enfin l'intérêt potentiel des antibiotiques qui est un sujet d'actualité.

L'essentiel des données concernant la prévention secondaire provient d'essais focalisés sur la maladie coronaire, qui est la plus commune et la plus précoce. Au sens strict, la prévention secondaire de la maladie coronaire, par exemple, s'applique aux sujets ayant déjà eu une manifestation clinique dans ce territoire (infarctus, angor). Lors d'une manifestation ischémique dans un autre territoire, par exemple une claudication intermittente, la morbidité et la mortalité liées à l'athérosclérose seront essentiellement coronaires même si les atteintes anatomiques présentes ne sont pas encore patentes. Pour cette raison, il apparaît souhaitable d'étendre la notion de prévention secondaire à tout patient souffrant d'une maladie ischémique liée à l'athérosclérose, quel que soit le territoire où se déclarent les événements initiaux. Nous nous intéressons ici aux événements cliniques « durs » et non pas aux effets de la prévention sur des critères intermédiaires tels que l'athérosclérose mesurée par ultrasons ou aux calcifications coronaires dépistées par scanner, approches intéressantes mais dont l'intérêt doit être formellement validé avant toute application clinique.

RAPPEL DE LA FRÉQUENCE DES RÉCIDIVES ET DE LA MORTALITÉ APRÈS UN PREMIER ACCIDENT LIÉ À L'ATHÉROSCLÉROSE

INFARCTUS DU MYOCARDE

Le nombre annuel d'infarctus du myocarde (IDM) en France est estimé à environ 120 000 par an. La mortalité hospitalière de cette pathologie reste lourde, même si elle a beaucoup diminué entre les années 1960 où elle était de 29 % et les années 1980 où elle a diminué de moitié avec une mortalité de 16 % [3]. En France, d'après les données de l'étude MONICA, la mortalité à 28 jours est passée de 21 % en 1985 à 11 % en 1990, pour les sujets arrivés en vie à l'hôpital [1]. On doit retenir qu'à la phase aiguë d'un IDM la mortalité globale précoce reste très élevée, de l'ordre de 50 %, les deux tiers des décès survenant avant l'arrivée à l'hôpital [4, 5]. Passée la phase aiguë, la mortalité à un an est de 5 à 10 % selon les études, puis de 5 % par an, soit six fois plus importante que pour les sujets du même âge sans maladie coronaire patente [4]. La mortalité des sujets arrivant à l'hôpital avec un choc cardiogénique est bien plus importante puisqu'elle est de l'ordre de 50 %.

ACCIDENT VASCULAIRE CÉRÉBRAL

Les accidents vasculaires cérébraux (AVC) sont la troisième cause de mortalité et la première cause de handicap acquis des pays développés. En France on estime le nombre annuel d'AVC ischémique à 80 000. Ils constituent la première cause de handicap acquis. La mortalité est estimée à 30 % dans les trois premiers mois et la survie est de 50 % à six mois et 30 à 40 % à cinq ans [6, 7]. Malgré ce constat de gravité, environ 50 % des sujets qui survivent après le premier mois retourneront à domicile, avec un handicap plus ou moins important selon les cas et parfois sans séquelles, comme par exemple après un accident ischémique transitoire (AIT). Après un AIT le risque de récidive est de 12 % la première année, puis 7 % par an [7, 8]. En cas d'AVC constitué, le risque de récidive est au moins identique, mais il varie bien entendu selon la cause qui ne se limite pas à l'athérosclérose. Passée la phase aiguë d'un accident ischémique cérébral, le risque de mort coronaire est supérieur à celui de mort par récidive cérébrale.

ARTÉRIOPATHIE OBLITÉRANTE DES MEMBRES INFÉRIEURS

Après la soixantaine la prévalence de l'artériopathie oblitérante des membres inférieurs (AOMI) est de 2 à 3 % chez les hommes et 1 à 2 % chez les femmes âgées de plus de 60 ans [9, 10]. Elle augmente avec l'âge, partant de 1 à 1,5 % avant 50 ans pour atteindre 5 % au-delà de 70 ans, chez les hommes. L'évolution de la claudication intermittente ischémique est le plus souvent lente et bénigne dans ses conséquences locales. Après cinq à dix ans de suivi, 70 à 80 % des patients sont stables ou améliorés, 20 à 30 % ont aggravé leurs symptômes, et 5 à 10 % ont besoin d'une amputation mineure ou majeure [10, 11].

Malgré ce pronostic local relativement bon, l'espérance de vie est réduite chez l'artéritique par excès de mortalité cardiovasculaire. Dix ans après les premiers signes de claudication, environ 60 % des patients de sexe masculin sont décédés. Les risques relatifs de mortalité et de morbidité cardiovasculaires après dix ans de suivi sont multipliés par six chez les patients avec une atteinte vasculaire périphérique [12]. Les complications sont également en corrélation avec la gravité de l'artériopathie : dans une étude randomisée de 1 334 patients avec ischémie critique, suivis pendant six mois, la mortalité était de 13 %, la fréquence des amputations de 11 % [13]. L'excès de mortalité totale, outre la mortalité coronaire qui est la principale, s'explique aussi par les AVC, les ruptures d'anévrysme de l'aorte et les cancers du poumon.

L'INTRICATION DES ATTEINTES

La nécessité d'une prise en charge globale de la prévention secondaire de l'athérosclérose est justifiée par l'intrication des atteintes ; dans les cinq ans qui suivent un IDM, le risque de survenue d'un AVC ischémique est de 9 à 18 % ; dans les cinq ans qui suivent un AVC ischémique, le risque de survenue d'un IDM est de 15 à 20 % ; dans les cinq ans d'évolution d'une AOMI, le risque de survenue d'un AVC est de 5 à 10 % et celui d'un IDM de 15 à 20 %. La mortalité à cinq ans est de l'ordre de 20 à 30 % dans ces trois localisations ; ces taux justifient à eux seuls la nécessité et le bénéfice d'une prévention secondaire. Le bénéfice d'une prévention augmente d'autant plus que le risque de départ est élevé, ce qui est toujours le cas en situation de prévention secondaire.

LES ANTITHROMBOTIQUES

LES ANTIAGRÉGANTS PLAQUETTAIRES

Le bénéfice des antithrombotiques et principalement de l'aspirine a été solidement documenté en prévention secondaire, depuis la découverte de ses vertus antiagrégantes dans les années 1970 [14]. En 1994 la méta-analyse des *antiplatelet trialists* a colligé 142 essais sur 70 000 patients présentant ou ayant eu un IDM (environ 40 000 malades), un AVC (environ 10 000) ou un autre problème vasculaire (environ 20 000). Parmi les sujets à haut risque, l'aspirine réduit la mortalité vasculaire de 18 %, les IDM non mortels de 35 %, les AVC non mortels de 31 % et les événements vasculaires combinés (IDM non mortels, AVC non mortels et décès vasculaires) de 27 %. Le bénéfice de l'aspirine est supérieur à la phase aiguë d'un IDM ou d'un angor instable (réduction de la mortalité vasculaire de 22 %) par rapport aux patients avec antécédent d'IDM ou AVC (réduction de 15 %) [15, 16].

Ces variations relatives de risque peuvent être traduites en variations absolues. Parmi 20 000 patients victimes d'un IDM aigu, un événement vasculaire survient chez 10,6 % de ceux qui sont traités par aspirine contre 14,4 % de ceux qui sont traités par placebo, ce qui correspond à 38 événements prévenus pour 1 000 patients traités pendant un mois. Le bénéfice est de 18 pour 1 000 sujets traités par an en cas d'antécédent d'IDM et de 13 pour 1 000 par an en cas d'antécédent d'AVC ou d'AIT *(tableau I)*. Ces données sont confirmées dans une méta-analyse récente sur l'utilisation de l'aspirine en prévention cardiovasculaire [17, 18]. Pour une durée moyenne de prescription de 37 mois, l'aspirine est associée à une réduction absolue de risque de 137 IDM et de 39 AVC pour 10 000 sujets traités. En contrepartie l'aspirine augmente légèrement le risque d'AVC hémorragiques (12/10 000).

TABLEAU I. EFFET EN VARIATION ABSOLUE DU RISQUE DE L'ASPIRINE DANS LA PRÉVENTION SECONDAIRE À LA SUITE D'UN INFARCTUS DU MYOCARDE (IDM) OU D'UN ACCIDENT VASCULAIRE CÉRÉBRAL (AVC) (D'APRÈS [15])

	n	Durée	Incidence (%) des accidents vasculaires Groupe aspirine	Incidence (%) des accidents vasculaires Groupe placebo	Événements évités pour 1 000 patients traités 1 an
IDM	20 000	2 ans	13,5 %	17,1 %	18
AVC	11 000	3 ans	18,4 %	22,2 %	13

Dans l'artériopathie des membres inférieurs, deux essais ont démontré que l'aspirine ralentit la progression des lésions athéroscléreuses objectivées par une artériographie [19] et diminue la nécessité d'un geste chirurgical [20]. De même, l'aspirine réduit les occlusions de pontages distaux après chirurgie vasculaire [21]. Dans cette indication une étude récente randomisée a comparé chez 243 patients l'efficacité sur la perméabilité de la ticlopidine par rapport à un placebo ; la perméabilité des pontages à deux ans était respectivement de 63 % et 82 % (p < 0,002) [22]. Ce bénéfice local ne se retrouvait pas sur la mortalité ou la survenue d'événements vasculaires majeurs.

Le bénéfice de l'aspirine est conforté par la méta-analyse des essais concernant les accidents cardiovasculaires dans l'AOMI traitée par un autre antiagrégant plaquettaire, la ticlopidine [23]. Une division par trois du risque relatif d'accidents cardiovasculaires fatals ou non fatals a été obtenue avec 6 à 12 mois de recul, au prix néanmoins d'effets secondaires 2,4 fois plus fréquents que sous placebo.

En prévention secondaire des AVC, deux essais thérapeutiques ont utilisé la ticlopidine. Dans l'étude CATS, la ticlopidine a été comparée à un placebo ; la fréquence annuelle d'événements combinés (IDM, AVC, décès) était de 15,3 % sous placebo et de 10,8 % sous traitement actif, soit une diminution relative du risque relatif de 30 % [24]. Dans l'étude TASS, la ticlopidine s'est avérée supérieure à l'aspirine avec une diminution relative du risque d'AVC de 21 % et des événements combinés de 9 % [25]. L'analyse de ces deux essais montre que la ticlopidine est supérieure à l'aspirine en prévention secondaire après un AVC, au prix d'événements secondaires potentiellement graves plus fréquents (neutropénie dans 1 % des cas).

Récemment, dans l'étude CAPRIE, le clopidogrel (un dérivé de la ticlopidine) a été comparé à l'aspirine dans un essai randomisé en double insu qui a inclus 19 185 patients, suivis entre un et trois ans (suivi moyen 1,9 an) [26]. Un tiers des sujets avait eu un IDM, un tiers un AVC ischémique et un tiers souffrait d'une AOMI établie. Sur l'ensemble de la population, le taux annuel d'événements combinés (IDM, AVC, décès) a été de 5,83 % dans le groupe aspirine et 5,32 % dans le groupe clopidogrel, soit une réduction relative du risque de 8,7 % (p = 0,043). Autrement dit, pour 1 000 patients traités pendant un an avec le clopidogrel il y a un bénéfice de cinq événements par rapport à l'aspirine. Ce bénéfice apparaît surtout important dans le sous-groupe des sujets avec AOMI (réduction relative du risque de 23,8 %, et un bénéfice absolu de 11 pour 1 000 patients traités un an).

Une étude (ESPS-2) a démontré un bénéfice net de l'association aspirine-dipyridamole en prévention secondaire des AVC, chez 6 602 patients, randomisés en quatre groupes qui recevaient deux fois par jour soit un placebo, soit 200 mg de dipyridamole, soit 25 mg d'aspirine, soit les deux médicaments combinés [27]. Par rapport à l'aspirine seule, l'association aspirine-dipyridamole réduit le risque relatif d'AVC de 23 % et celui des événements combinés de 22 %. Ces résultats confirment les données de la méta-analyse des *antiplatelet trialists* qui trouvait également un bénéfice de l'association aspirine-dipyridamole sur les AVC mais pas sur les autres événements vasculaires [28].

L'aspirine reste en 1999 l'antithrombotique de première ligne à utiliser en prévention secondaire de l'athérosclérose en raison de son efficacité démontrée, de sa bonne tolérance à faibles doses, et de son faible coût [29]. L'aspirine est efficace pour des doses allant de 50 à 1 500 mg par jour, sans preuve d'une efficacité supérieure d'une dose par rapport à une autre [30]. La dose recommandée à l'heure actuelle est de 75 à 325 mg par jour, car les effets secondaires digestifs de l'aspirine sont, eux, dépendants de la dose [31]. Il y aurait peut-être un intérêt à associer aspirine-dipyridamole en prévention secondaire des AVC et à favoriser le clopidogrel par rapport à l'aspirine dans la claudication ; mais le rapport coût/bénéfice de cette approche par rapport à l'aspirine seule reste à être formellement démontrée (le coût de ce traitement est 20 fois supérieur à l'aspirine). Après un IDM l'aspirine reste le traitement de choix. Le bénéfice de l'aspirine en prévention secondaire est solidement étayé avec un rapport bénéfice/coût positif [32]. L'association thiénopyridines (clopidogrel ou ticlopidine) à l'aspirine, qui a fait ses preuves dans la prévention des occlusions d'enprothèses coronaires, sera probablement une association intéressante dans la prévention secondaire au long cours du sujet à haut risque de récidive, mais cette approche n'a pas encore été démontrée.

LES ANTICOAGULANTS

Trois essais (*Sixty Plus Reinfarction Study*, WARIS et ASPECT) ont comparé l'efficacité des anticoagulants oraux à un placebo dans les suites d'infarctus myocardique [16]. Ces études ont montré un bénéfice de l'anticoagulation en prévention secondaire, mais il ne semble pas supérieur à celui de l'aspirine. Le maniement plus délicat des anticoagulants oraux, avec la nécessité d'une surveillance du temps de Quick (INR, *international normalized ratio*), et leur risque hémorragique accru font qu'ils ne restent indiqués qu'en cas de fibrillation auriculaire, de thrombus ou d'anévrisme du ventricule gauche (ou d'autres indications associées). L'étude CARS a étudié l'association de la coumadine à faible dose à l'aspirine, sans montrer de bénéfice de l'association par rapport à l'aspirine seule [33]. Récemment, l'étude CHAMP n'a pas non plus démontré de bénéfice de l'association aspirine 160 mg/j *versus* aspirine 80 mg/j associée aux anticoagulants oraux avec un INR entre 1,5 et 2, en prévention secondaire dans les suites d'un syndrome coronaire aigu (Congrès 1999 de l'AHA). En revanche, le risque d'hémorragie majeure était multiplié par deux ($p < 0,001$).

LES HYPOLIPIDÉMIANTS

La prévention secondaire de l'athérosclérose par les hypolipidémiants avant l'ère des statines était d'efficacité controversée. Une méta-analyse avait pourtant montré, dès 1990, qu'une diminution de la cholestérolémie de 10 % réduit le risque d'IDM de 15 % [34]. Le bénéfice du traitement était d'environ quatre décès épargnés pour 1 000 patients traités pendant un an [35]. Plus récemment trois grands essais utilisant des statines ont conforté ces données. Les résultats des études des 4S (menée en Scandinavie avec la simvastatine), CARE (Amérique du Nord, pravastatine) et LIPID (Australie, pravastatine), exprimés en risque absolu, sont indiqués dans le *tableau II* [36-38]. L'âge moyen des patients inclus était autour de 60 ans, avec un faible taux de femmes (0 à 20 %). Excepté pour l'étude 4S, où seulement 37 % des patients étaient sous aspirine, plus de 80 % des sujets des études CARE et LIPID

TABLEAU II. RÉSULTATS DES ÉTUDES 4S, CARE ET LIPID (PRÉVENTION SECONDAIRE PAR UNE STATINE)

Étude	4S		CARE		LIPID	
	Placebo (N = 2 223)	Simvastatine (N = 2 221)	Placebo (N = 2 078)	Pravastatine (N = 2 081)	Placebo (N = 4 502)	Pravastatine (N = 4 514)
Mortalité totale	11,5 %	8,2 %	9,4 %	8,6 %	14,1 %	11,0 %
Mortalité cardiovasculaire	9,3 %	6,1 %	5,8 %	4,6 %	9,6 %	7,3 %
Mortalité non cardiovasculaire	2,2 %	2,1 %	3,6 %	4,0 %	4,4 %	3,7 %
Mortalité coronaire	8,5 %	5,0 %	5,7 %	4,6 %	8,3 %	6,4 %
Mortalité par cancer	1,6 %	1,5 %	2,2 %	2,3 %	3,1 %	2,8 %
Mortalité par suicide	0,2 %	0,2 %	0,2 %	0,4 %	0,1 %	0,02 %
Événements coronaires	22,6 %	15,0 %	13,2 %	10,2 %	15,7 %	12,3 %
IDM non mortels	12,1 %	7,4 %	8,3 %	6,5 %	10,3 %	7,4 %
Chirurgie coronaire ou ATL	17,2 %	11,3 %	18,8 %	14,1 %	15,7 %	13,0 %
Événements cérébrovasculaires	4,3 %*	2,7 %*	3,8 %	2,6 %	4,5 %	3,7 %

* Inclus les AIT, à la différence des études CARE et LIPID.

recevaient un traitement antiagrégant plaquettaire. De même, 57 % des sujets de l'étude 4S recevaient un β-bloquant contre 40 % et 47 % respectivement dans les études CARE et LIPID. Les diabétiques représentaient moins de 15 % des populations analysées. La baisse moyenne de la cholestérolémie obtenue dans ces études était de 18 % à 28 %, avec une diminution du cholestérol lié aux LDL (lipoprotéines de basse densité) de 25 % à 38 %.

Le bénéfice le plus important a été observé dans l'étude 4S, avec une diminution absolue du risque de 3,3 % pour la mortalité totale et de 9 % pour l'ensemble des événements vasculaires, alors que la cholestérolémie moyenne des sujets était de 2,70 g/l (7 mmol/l). Dans les études CARE et LIPID, les cholestérolémies moyennes étaient respectivement de 2,09 g/l (5,4 mmol/l) et 2,19 g/l (5,7 mmol/l). Le bénéfice était inférieur, mais toujours en faveur de la statine avec un bénéfice sur les événements vasculaires et la mortalité totale. Aucune surmortalité par cancer ou mort brutale n'a été observée.

Afin de mieux apprécier le bénéfice de ces traitements, on peut l'exprimer en nombre d'événements évités pour 1 000 patients traités pendant un an après un IDM ou un angor instable : six décès sont évités dans l'étude 4S, deux dans l'étude CARE et cinq dans l'étude LIPID (tableau III). Respectivement, douze, six et six événements coronaires sont évités, et trois, deux et un pour les événements cérébro-vasculaires (il s'agit des premières données concordantes concernant la prévention secondaire par hypolipidémiants des accidents vasculaires cérébraux). Les bénéfices des statines sont du même ordre de grandeur que ceux obtenus avec l'aspirine après un IDM, et environ deux fois moindres que ceux obtenus avec les β-bloquants ou les inhibiteurs de l'enzyme de conversion de l'angiotensine (en cas d'altération de la fonction ventriculaire gauche pour ces derniers) [39, 40].

Le bénéfice le plus important apparaît dans l'étude 4S où certes la cholestérolémie de départ était plus élevée mais aussi où seul un faible nombre de patients était sous aspirine. Dans les essais CARE et LIPID le bénéfice observé s'ajoute à celui déjà obtenu par un antiagrégant plaquettaire. La réduction du risque est supérieure en prévention secondaire si la

TABLEAU III. PRÉVENTION SECONDAIRE PAR LES STATINES. LE BÉNÉFICE EST EXPRIMÉ EN NOMBRE D'ÉVÉNEMENTS ÉVITÉS POUR 1 000 PATIENTS TRAITÉS PENDANT UN AN

	4S	CARE	LIPID
Cholestérol total	6,8 mmol/L (2,6 g/l)	5,4 mmol/L (2,1 g/l)	5,7 mmol/L (2,2 g/l)
Cholestérol LDL	4,9 mmol/L (1,9 g/l)	3,6 mmol/L (1,4 g/l)	3,9 mmol/L (1,5 g/l)
Mortalité – totale – cardiovasculaire – non cardiovasculaire – coronaire – par cancer – par suicide	 6 6 0 6,5 0 0	 2 2 0 2 0 0	 5 4 1,5 3 0 0
Événements coronaires	12	6	6
Infarctus non mortels	9	4	4,5
Chirurgie ou angioplastie	11	9	5,5
Événements cérébro-vasculaires	3	2	1

cholestérolémie est élevée et le bénéfice est nettement plus grand en prévention secondaire qu'en prévention primaire [41]. De même, le bénéfice est nettement supérieur si le cholestérol lié aux lipoprotéines de haute densité (HDL) est bas pour un même pourcentage de baisse du cholestérol lié aux LDL. Le bénéfice du traitement s'observe aussi dans deux sous-groupes : les sujets de plus de 60 ans et les diabétiques. Dans l'étude LIPID, 1 516 femmes ont été incluses : pour elles les résultats étaient inférieurs à ceux obtenus chez les hommes. Une étude s'adressant spécifiquement aux femmes serait nécessaire pour répondre formellement à la question. L'étude CARE suggère qu'il serait inutile de traiter les patients ayant un LDL-cholestérol inférieur à 1,25 g/L ou 3,2 mmol/L [37], et que l'abaissement du LDL-cholestérol au-dessous de cette limite chez les sujets traités n'apporte pas de bénéfice supplémentaire [42]. Le bénéfice de la prévention secondaire par les statines se trouve de plus conforté par le bénéfice de cette même classe thérapeutique en prévention primaire dans deux essais (WOSCOPS et AFCAPS/TexCAPS) (pravastatine et lovastatine) [43, 44].

En prévention secondaire, si l'on peut supposer qu'il existe un effet classe responsable de l'efficacité, on ne pourra le montrer qu'avec les résultats des études en cours avec les autres statines (fluvastatine, cérivastatine, atorvastatine).

LE RÉGIME

Le bénéfice du régime « méditerranéen » en prévention secondaire de l'infarctus du myocarde a démontré son efficacité dans deux essais sur trois (DART et étude Lyonnaise) [2, 45-47]. Dans l'étude DART, une diminution relative de 29 % de la mortalité globale était obtenue par le régime. Dans l'essai lyonnais, la baisse relative des événements combinés vasculaires était spectaculaire puisqu'elle atteignait 76 %. Des mesures simples comme :
– consommer du poisson trois fois par semaine et réduire la consommation de viande,
– privilégier les huiles végétales dont l'huile d'olive,
– restreindre la consommation de beurre (à remplacer par des margarines végétales),
– restreindre la consommation de charcuterie,
– privilégier les sucres lents,
– favoriser la consommation de fruits et légumes,
– boire un verre de vin rouge à chaque repas,
méritent certainement d'être appliquées dans les suites d'un IDM.

La prévention alimentaire passe par ces mesures simples et non par des suppléments vitaminiques (vitamine E, C) ou anti-oxydants (β-carotène) dont le bénéfice n'a jamais été probant.

LES β-BLOQUANTS

Sans être des médicaments proprement antiathéroscléreux, les β-bloquants ont été utilisés après un IDM chez plus de 35 000 sujets avec un bénéfice démontré dans cette indication [48-55]. Ces molécules réduisent la fréquence cardiaque et donc la consommation d'oxygène du myocarde, elles diminuent la contractilité et la pression artérielle et augmentent le seuil de déclenchement d'une fibrillation ventriculaire, cause fréquente de mort subite coronaire. Dans la méta-analyse du

Beta-blocker Pooling Project Research Group de cinq grands essais en prévention secondaire, le traitement par β-bloquant a entraîné une réduction de mortalité de 24 % à un an par rapport au groupe recevant un placebo (5,9 % vs 8,3 % ; $p < 10^{-5}$) [56]. Pour 1 000 patients traités pendant un an le traitement permet donc d'épargner vingt-quatre vies.

Ce sont les patients à haut risque et sans contre-indication aux β-bloquants qui bénéficient le plus de cette classe thérapeutique, c'est-à-dire ceux ayant un infarctus du myocarde étendu, une arythmie ventriculaire, une ischémie résiduelle ou chez les sujets âgés [57]. Les résultats des deux essais qui se sont réellement intéressés à la prévention secondaire par les β-bloquants après un infarctus et qui se sont déroulés sur plus de deux ans sont résumés dans le *tableau IV* [50, 51].

TABLEAU IV. PRÉVENTION SECONDAIRE PAR LES β-BLOQUANTS DANS LE POST-INFARCTUS

	Norwegian Multicentre Study Group [41]	Beta-blocker Heart Attack Trial Research Group [42]
Molécule	Timolol	Propranolol
Durée de l'étude	33 mois	25 mois
Placebo – Nombre de sujets – Nombre (%) de décès	 939 152 (16,2 %)	 1 921 188 (9,8 %)
Traitement actif – Nombre de sujets – Nombre (%) de décès	 945 98 (10,3 %)	 1 916 133 (6,9 %)
Risque relatif de décès (IC à 5 %)	0,61 (0,46-0,80)	0,72 (0,64-0,80)
P	< 0,001	< 0,05
Nombre de décès évités pour 1 000 sujets traités pendant un an	21	14

Le traitement doit être commencé à la phase aiguë de l'infarctus en raison des bénéfices démontrés sur la taille de l'infarctus, sur l'incidence de la fibrillation ventriculaire, des récidives précoces et des hémorragies intracérébrales [4]. La plupart des études avec les β-bloquants ont été menées sur une durée relativement brève, un à deux ans. Il apparaît licite de poursuivre ces traitements au long cours.

En raison de la coexistence fréquente d'une maladie coronaire chez le claudicant, le problème de la prescription de β-bloquants sur ce terrain est souvent posé. De nombreux médecins craignent ici cette classe thérapeutique, en raison du risque potentiel et théorique d'une aggravation de l'artérite par baisse de la pression artérielle et surtout en raison d'une vasoconstriction périphérique induite par le blocage des récepteurs périphériques β2. Une méta-analyse des essais thérapeutiques par β-bloquants chez l'artéritique souffrant de claudication intermittente ne met pas en évidence d'aggravation de la distance de marche [58]. Il n'y a donc aucune raison de ne pas faire profiter l'artéritique angineux ou ayant fait un infarctus du myocarde de cette classe médicamenteuse, d'autant que l'on choisira un β-bloquant cardio-sélectif. En revanche, on évitera les β-bloquants en cas de claudication intermittente sévère avec un périmètre de marche déjà très limité, et en cas d'ischémie critique.

En raison du bénéfice important et démontré des β-bloquants dans les suites d'IDM, il est légitime de les prescrire en première ligne en cas d'angor, et en cas d'hypertension artérielle après un AVC, ou associée à une artériopathie des membres inférieurs.

L'ARRÊT DU TABAC

Le bénéfice de l'arrêt du tabac en prévention secondaire a été résumé récemment [59]. Même si le bénéfice n'a pas été analysé dans des essais randomisés, éthiquement inacceptables, des données indirectes permettent d'en apprécier le bénéfice. Arrêter de fumer diminue la mortalité d'environ 50 % dans les années qui suivent un infarctus du myocarde. Dans l'étude CASS, le risque relatif de décès après dix ans de recul était de 73 % plus élevé chez les fumeurs que chez les abstinents [60]. On estime que l'arrêt du tabac chez 1 000 patients coronariens permet d'éviter entre 12 et 53 décès, avec un bénéfice précoce et un risque qui, après trois ans de sevrage, rejoint celui des non-fumeurs [4, 59]. Un biais possible dans l'évaluation du bénéfice de l'arrêt du tabac est que les abstinents sont certainement des patients plus disciplinés que les autres, observant mieux les mesures de prévention secondaire associées.

LE TRAITEMENT DE L'HYPERTENSION ARTÉRIELLE (ET LES INHIBITEURS DE L'ENZYME DE CONVERSION DE L'ANGIOTENSINE)

La plupart des données concernant le bénéfice du traitement d'une hypertension artérielle sur la prévention cardiovasculaire reposent sur des données de prévention primaire [1]. Ces données montrent un bénéfice indiscutable du traitement médicamenteux sur les complications « directes » de l'hypertension, c'est-à-dire l'insuffisance cardiaque et les accidents artériels cérébraux et un résultat moindre sur la maladie coronaire. Après un accident vasculaire cérébral mineur ou transitoire, le risque de récidive est relié à la tension artérielle [61], justifiant la prise en charge de ce facteur de risque après la phase aiguë durant laquelle l'hypertension réactionnelle, physiologique, doit être respectée.

L'étude HOPE a réparti par tirage au sort 9 541 patients, selon un double plan factoriel, pour recevoir vitamine E ou placebo et ramipril ou placebo pendant cinq ans. Les critères d'inclusion étaient un âge supérieur à 55 ans, et un risque élevé de maladie cardiovasculaire : antécédent de maladie coronaire, d'accident artériel cérébral, d'artériopathie périphérique, ou un diabète avec un facteur de risque supplémentaire (80 % des sujets avaient une maladie coronaire, 43 % une artériopathie des membres inférieurs, 38 % un diabète, 46 % une hypertension et 65 % une hypercholestérolémie). La vitamine E n'a eu aucun effet sur la mortalité ou la morbidité cardiovasculaire. Les décès cardiovasculaires ont diminué de 25 %, les IDM de 20 %, les AVC de 32 %, et la mortalité totale de 17 %, dans le groupe recevant le ramipril. Dans le sous-groupe des patients avec une fraction d'éjection normale, un bénéfice similaire était observé. Les baisses moyennes de la pression artérielle systolique et diastolique dans le groupe traité par ramipril étaient respectivement de 3,3 et 2,8 mmHg. Cette baisse devait théoriquement se traduire par une diminution de 13 % des AVC et de 5 % des infarctus du myocarde. Les résultats plus importants obtenus suggèrent que le ramipril posséderait un effet de protection vasculaire en partie indépendant de la baisse de la pression artérielle. Le bénéfice du ramipril est spectaculaire, puisqu'il faut traiter six patients pendant quatre ans et demi pour prévenir un événement cardiovasculaire. À côté de l'aspirine, des β-bloquants, des statines, le ramipril (et peut-être d'autres inhibiteurs de l'enzyme de conversion) vient d'acquérir ses lettres de noblesse dans la prévention secondaire cardiovasculaire.

LE TRAITEMENT DU DIABÈTE

Le diabète multiplie par deux à trois le risque d'ischémie athéroscléreuse, et inversement la prévalence du diabète est multipliée par deux à quatre chez les patients ayant une maladie coronaire. En prévention secondaire de l'infarctus du myocarde, l'essai DIGAMI a montré que le traitement intensif de l'hyperglycémie par l'insuline procure un bénéfice certain à court terme mais aussi sur le plus long terme. Après trois à quatre ans de recul, la mortalité était de 33 % dans le groupe traité intensivement contre 44 % chez les témoins recevant un traitement usuel [62]. Dans les études DCCT (diabète de type 1) et UKPDS (diabète de type 2), le traitement optimal de l'hyperglycémie a amélioré nettement la microangiopathie, mais le bénéfice sur la macroangiopathie est resté en dessous de la limite de la significativité statistique [63]. Dans le diabète de type 2, toute diminution de 1 % du taux d'HbA1c diminue la mortalité totale de 17 %, la survenue des IDM de 18 % et les AVC de 15 %, alors que les complications microvasculaires diminuent de 33 %.

Dans l'étude CARE déjà évoquée plus haut, 14 % des sujets inclus étaient diabétiques. La réduction absolue de risque était de 8,1 % chez le diabétique et de 5,2 % chez le non-diabétique, après un traitement de cinq ans par la pravastatine. Le bénéfice du traitement d'une hypertension chez le diabétique est également important sur les atteintes macrovasculaires du diabétique [63]. Le contrôle des autres facteurs de risque chez un diabétique doit donc être particulièrement rigoureux.

LES ANTIBIOTIQUES

Le lien entre infection et athérosclérose ne sera pas développé ici, mais on doit souligner que les relations les plus solides ont été décrites avec *Chlamydia pneumoniae* [64, 65], ouvrant ainsi la voie à une éventuelle prévention primaire ou secondaire de l'athérosclérose par une antibiothérapie adaptée. Deux essais randomisés portant sur de faibles effectifs sont encourageants [66, 67], mais ils méritent confirmation en raison notamment de la publication récente de l'essai ACADEMIC qui ne confirme pas ces données préliminaires sur un effectif toujours trop modeste de 302 patients [68]. En revanche, l'hypothèse infectieuse paraît confirmée par une étude de cohorte portant sur 3 315 sujets ; la survenue d'infarctus du myocarde était moindre chez ceux qui avaient consommé des tétracyclines (OR 0,7 ; IC 95 % 0,55-0,90) ou des quinolones (OR 0,45 ; IC 95 % 0,21-0,95), deux antibiotiques actifs sur *Chlamydia pneumoniae* [69]. Il faut attendre les résultats des grands essais en cours, portant sur plus de 3 000 patients, pour que ce nouvel arsenal thérapeutique préventif puisse être éventuellement proposé.

CONCLUSION

En fait, il persiste encore un fossé entre nos connaissances scientifiques sur la prévention et leur application. Par exemple, trois grandes classes thérapeutiques (antiagrégants, β-bloquants et statines) dont le bénéfice est démontré sur la prévention secondaire dans les suites de l'infarctus myocardique sont encore trop peu prescrites en pratique clinique [70, 71]. De même, certains facteurs de risque comme le diabète sont souvent négligés alors même que l'intrication de plusieurs facteurs de risque doit au contraire inciter à une plus grande rigueur dans la prise en charge de chacun d'entre eux. Le bénéfice de la prévention secondaire est indiscutablement rentable. Malgré l'efficacité des moyens dont nous disposons, médicamenteux, chirurgicaux ou angioplastie, il persiste encore trop de récidives même lorsque tous les moyens adéquats de prévention sont mis en œuvre. C'est pourquoi, outre la prévention primaire d'amont, il reste encore un vaste champ d'exploration et de recherche en prévention secondaire.

POUR EN SAVOIR PLUS

1. Delaye J, et al. *La prévention de la maladie coronaire.* Paris : John Libbey Eurotext, 1999.

2. Bruckert E, Thoms D. *Les hypercholestérolémies.* Paris : John Libbey Eurotext, 1997.

3. De Vreede JJ, Gorgels AP, Verstraaten GM, Vermeer F, Dassen WR, Welens HJ. Did prognosis after acute myocardial infarction change during the past 30 years ? A meta-analysis. *J Am Coll Cardiol* 1991 ; 18 : 698-706.

4. Mehta R, Eagle KA. Secondary prevention in acute myocardial infarction. *Br Med J* 1998 ; 316 : 838-42.

5. Chambless L, Keil U, Dobson A, et al. Population *versus* clinical view of case fatality from acute coronary heart disease : results of the WHO MONICA Project 1985-1995. *Circulation* 1997 ; 96 : 3849-59.

6. Vahedi K, Amarenco P. Pathologie vasculaire cérébrale. In : Emmerich J, ed. *Maladies des vaisseaux.* Paris : Doin, 1998 : 217-40.

7. Warlow C. The epidemiology of cerebrovacular disease. In : Tooke JE, Lowe GDO, eds. *A textbook of vascular medicine.* London : Arnold, 1996 : 385-400.

8. Mas JL. Prévention des infarctus cérébraux liés à l'athérosclérose. *Arch Mal Cœur* 1998 ; 91 (V) : 65-73.

9. Fowkes FGR. Epidemiology of peripheral arterial disease. In : Tooke JE, Lowe GDO, eds. *A textbook of vascular medicine.* London : Arnold, 1996 : 149-61.

10. Weitz JI, Byrne J, Clagett P, *et al.* Diagnosis and treatment of chronic arterial insufficiency of the lower extremities : a critical review. *Circulation* 1996 ; 94 : 3026-49.

11. Emmerich J. Artériopathie oblitérante des membres inférieurs d'origine athéroscléreuse. In : Emmerich J, ed. *Maladies des vaisseaux.* Paris : Doin, 1998 : 99-118.

12. Criqui MH, Langer RD, Fronck A, Feigelson HS, Klauber MK, McCann TJ, *et al.* Mortality over a period of 10 years in patients with peripheral arterial disease. *N Engl J Med* 1992 ; 326 : 381-6.

13. The ICAI Study Group. Prostanoids for chronic critical leg ischemia. A randomized, controlled, open-label trial with prostaglandin E1. *Ann Intern Med* 1999 ; 130 : 412-21.

14. Smith JB, Willis AL. Aspirin selectively inhibits prostaglandin production in human platelets. *Nature* 1971 ; 231 : 235-7.

15. Antiplatelet Trialists' Collaboration. Collaborative overview of randomized trials of antiplatelet therapy I : Prevention of death, myocardial infarction, and stroke by prolonged antiplatelet therapy in various categories of patients. *Br Med J* 1994 ; 308 : 81-106.

16. Cairns JA, Théroux P, Lewis HD, *et al.* Antithrombotic agents in coronary artery disease. *Chest* 1998 ; 114 (Suppl.) : 611S-33S.

17. He J, Whelton PK, Vu B, Klag MJ. Aspirin and risk of hemorrhagic stroke : a meta-analysis of randomized controlled trials. *JAMA* 1998 ; 280 : 1930-5.

18. Boissel JP. Individualizing aspirin therapy for prevention of cardiovascular events. *JAMA* 1998 ; 280 : 1949-50.

19. Hess H, Mietaschk A, Deichsel D. Drug-induced inhibition of platelet function delays progression of peripheral occlusive arterial disease : a prospective double-blind arteriographically controlled trial. *Lancet* 1985 ; 1 : 415-9.

20. Goldhaber SZ, Manson JE, Stampfer MJ, *et al.* Low dose aspirin and subsequent peripheral arterial surgery in the Physicians' Health Study. *Lancet* 1992 ; 340 : 143-5.

21. Antiplatelet Trialists' Collaboration. Collaborative overview of randomized trials of antiplatelet therapy II : maintenance of vascular graft or arterial patency by antiplatelet therapy. *Br Med J* 1994 ; 308 : 159-68.
22. Becquemin JP. Effect of ticlopidine on the long-term patency of saphenous-vein bypass grafts in the legs. *N Engl J Med* 1997 ; 337 : 1726-1.
23. Boissel JP, Peyrieux JC, Destors JM. Is it possible to reduce the risk of cardiovascular events in subjects suffering from intermittent claudiction of the lower limbs ? *Thromb Haemost* 1989 ; 62 : 681-5.
24. Gent M, Blakely JA, Easton JD. The Canadian American Ticlopidine Study (CATS) in thromboembolic stroke. *Lancet* 1989 ; 1 : 1215-20.
25. Hass WK, Easton JD, Adams HP, *et al.* A randomized trial comparing ticlopidine hydrochloride with aspirin for the prevention of stroke in high-risk patients. *N Engl J Med* 1989 ; 321 : 501-7.
26. Caprie Steering Committee. A randomised, blinded trial of clopidogrel *versus* aspirin in patients at risk of ischaemic events (CAPRIE). *Lancet* 1996 ; 348 : 1329-39.
27. Diener HC, Cunha L, Forbes C, *et al.* European Stroke Prevention Study 2. Dipyridamole and acetylsaliculic acid in the secondary prevention of stroke. *J Neurol Sci* 1996 ; 143 : 1-13.
28. Albers GW, Easton D, Sacco RL, Teal P. Antithrombotic and thrombolytic therapy for ischemic stroke. *Chest* 1998 ; 114 : 683S-98S.
29. Albers GW, Hart RG, Lutsep HL, *et al.* Supplement to the guidelines for the management of transient ischemic attacks. A statement from the ad hoc committee on guidelines for the management of transient ischemic attacks, stroke council, american heart association. *Stroke* 1999 ; 30 : 2502-11.
30. Taylor DW, Barnett HJM, Haynes RB, *et al.* Low-dose and high-dose acetylsalicylic acid for patients undergoing carotid endarterectomy : a randomised controlled trial. *Lancet* 1999 ; 353 : 2179-84.

31. Patrono C, Coller B, Dalen JE, *et al*. Platelet-active drugs. The relationships among dose, effectiveness, and side effects. *Chest* 1998 ; 114 : 470S-88S.

32. Eccles M, Freemantle N, Mason J and the North of England Aspirin Guideline Development Group. North of England evidence based guideline development project : guideline on the use of aspirin as secondary prophylaxis for vascular disease in primary care. *Br Med J* 1998 ; 316 : 1303-9.

33. Coumadin Aspirin Reinfarction Study (CARS) investigators. Randomised double-blind trial of fixed low-dose warfarin with aspirin after myocardial infarction. *Lancet* 1997 ; 350 : 389-96.

34. Rossouw JE, Lewis B, Rifkind BM. The value of lowering cholesterol after myocardial infarction. *N Engl J Med* 1990 ; 323 : 1112-9.

35. Emmerich J, Thomas D, Richard JL, Delahaye F, Bruckert E. Cholestérolémie souhaitable et efficacité des mesures visant à abaisser la cholestérolémie. *Arch Mal Cœur* 1992 ; 85 (III) : 59-65.

36. Scandinavian Simvastatin Survival Study Group. Randomised trial of cholesterol lowering in 4 444 patients with coronary heart disease : the Scandinavian Simvastatin Survival Study (4S). *Lancet* 1994 ; 344 : 1383-9.

37. Sacks FM, Pfeffer MA, Moye LA, Rouleau JL, Rutherford JD, Cole TG, *et al*. The effect of pravastatin on coronary events after myocardial infarction in patients with average cholesterol levels. *N Engl J Med* 1996 ; 335 : 1001-9.

38. The Long-term Intervention with Pravastatin in Ischaemic Disease (LIPID) Study Group. Prevention of cardiovascular events and death with pravastatin in patients with coronary heart disease and a broad range of initial cholesterol levels. *N Engl J Med* 1998 ; 339 : 1349-57.

39. Miller DB. Secondary prevention for ischemic heart disease. Relative numbers needed to treat with different therapies. *Arch Intern Med* 1997 ; 157 : 2045-52.

40. Emmerich J. Anomalies lipidiques : facteur favorisant ou agent étiologique de l'athérosclérose. *Arch Mal Cœur* 1998 ; 91 (V) : 13-9.

41. Ballantyne CM. Low-density lipoproteins and risk for coronary artery disease. *Am J Cardiol* 1998 ; 82 : 3Q-12Q.

42. Sacks FM, Moyé LA, Davis BR, *et al.* Relationship between plasma LDL concentrations during treatment with pravastatin and recurrent coronary events in the cholesterol and recurrent events trial. *Circulation* 1998 ; 97 : 1446-52.

43. Shepherd J, Cobbe SM, Ford I, *et al.* Prevention of coronary heart disease with pravastatin in men with hypercholesterolemia. *N Engl J Med* 1995 ; 333 : 1301-7.

44. Downs JR, Clearfield M, Weis S, *et al.* Primary prevention of acute coronary events with lovastatin in men and women with average cholesterol levels : results of AFCAPS-TexCAPS. Air Force/Texas Coronary Atherosclerosis Prevention Study. *JAMA* 1998 ; 279 : 1615-22.

45. Burr ML, Fehily A, Gilbert JF, *et al.* Effects of changes in fat, fish and fibre intakes on death and myocardial reinfarction : Diet And Reinfarction Trial (DART). *Lancet* 1989 ; 334 : 757-61.

46. De Lorgeril M, Renaud S, Mamelle N, *et al.* Mediteranean alpha-linolenic acid-rich diet in secondary prevention of coronary heart disease. *Lancet* 1994 ; 343 : 1454-9.

47. De Lorgeril M, Salen P, Martin JL, Monjaud I, Delaye J, Mamelle N. Mediterranean diet, traditional risk factors, and the rate of cardiovascular complications after myocardial infarction : final report of the Lyon Diet Heart Study. *Circulation* 1999 ; 99 : 779-85.

48. Yusuf S, Wittes J, Freidman L. Overview of results of randomized clinical trials in heart disease : treatment following myocardial infarction. *JAMA* 1988 ; 260 : 2088-93.

49. Frishman WH, Furberg DC, Freidewald WT. Beta-adrenergic blockade for survivors of acute myocardial infarction. *N Engl J Med* 1984 ; 310 : 830-6.

50. Norwegian Multicentre Study Group. Timolol-induced reduction in mortality and reinfarction in patients surviving acute myocardial infarction. *N Engl J Med* 1981 ; 304 : 801-7.

51. Beta-Blocker Heart Attack Trial Research Group. A randomized trial of propranolol in patients with acute myocardial infarction. I. Mortality results. *JAMA* 1982 ; 247 : 1707-14.

52. MIAMI Trial Research Group. Metoprolol in acute myocardial infarction (MIAMI). A randomized placebo-controlled international trial. *Eur Heart J* 1985 ; 6 : 199-226.

53. ISIS-I (First International Study of Infarct Survival) Collaborative Group. Randomized trial of intravenous atenolol among 16,027 cases of suspected acute myocardial infarction. ISIS-I. *Lancet* 1986 ; ii : 57-66.

54. Hjalmarson A, Herlitz H, Malek I, Ryden L, Vedin A, Waldenstrom A, et al. Effect on mortality of metoprolol in acute myocardial infarction : a double-blind randomized trial. *Lancet* 1981 ; ii : 823-7.

55. Roberts R, Rogers WJ, Mueller HS, Lambrew CT, Diver DJ, Smith HC, et al. Immediate versus deferred beta-blockade following thrombolytic therapy in patients with acute myocardial infarction : results of the Thrombolysis In Myocardial Infarction (TIMI) II-B subgroup analysis. *Circulation* 1991 ; 83 : 422-37.

56. The Beta-blocker Pooling Project Research Group. The Beta-blocker Pooling Project (BBPP). *Eur Heart J* 1988 ; 9 : 8-16.

57. Gottlieb SS, McCarter RJ, Vogel RA. Effect of beta-blockade on mortality among high-risk and low-risk patients after myocardial infarction. *N Engl J Med* 1998 ; 339 : 489-97.

58. Radack K, Deck C. Beta-adrenergic blocker therapy does not worsen intermittent claudication in subjects with peripheral arterial disease. A meta-analysis of randomized controlled trials. *Arch Intern Med* 1991 ; 151 : 1769-76.

59. Thomas D. Pourquoi et comment lutter contre le tabagisme. In : J. Delaye *et al.*, eds. *La prévention de la maladie coronaire*. Paris : John Libbey Eurotext, 1999 : 40-66.
60. Bradley J, Rogers W, Fisher LD, *et al.* Effects of smoking on survival and morbidity in patients randomized to medical and surgical therapy in the Coronary Artery Surgery Study (CASS) : 10 year follow-up. *J Am Coll Cardiol* 1992 ; 20 : 287-94.
61. UK-TIA study group. United Kingdom transient ischaemic attack (UK-TIA) aspirin trial : interim results. *Br Med J* 1988 ; 296 : 316-20.
62. Malmberg K, Norhammar A, Wedel H, Rydèn L. Glycometabolic state at admission : important risk marker of mortality in conventionally treated patients with diabetes mellitus and acute myocardial infarction. Long term results from the diabetes and insulin-glucose infusion in acute myocardial infarction (DIGAMI) study. *Circulation* 1999 ; 99 : 2626-32.
63. Virally ML, Guillausseau PJ. Prévention primaire et secondaire des complications du diabète : les études d'intervention. *STV* 1999 ; 11 : 391-7.
64. Danesh J, Collins R, Peto R. Chronic infections and coronary heart disease : is there a link ? *Lancet* 1997 ; 350 : 430-6.
65. Capron L, Wyplosz B. Théorie infectieuse de l'athérosclérose. *Arch Mal Cœur* 1998 ; 91 (V) : 21-6.
66. Gurfinkel E, Bozovich G, Daroca A, Beck E, Mautner B, for the ROXIS study group, randomized trial of roxithromycin in non-Q-wave coronary syndrome : ROXIS pilot study. *Lancet* 1997 ; 350 : 404-7.
67. Gupta S, Leatham EW, Carrington D, Mendall MA, Kaski JC, Camm AJ. Elevated Chlamydia pneumoniae antibodies, cardiovascular events, and azithromycin in male survivors of myocardial infarction. *Circulation* 1997 ; 96 : 404-7.
68. Anderson JL, Muhlestein JB, Carlquist J, *et al.* Randomized secondary prevention trial of azithromycin in patients with coronary artery disease and serological evidence for *Chlamydia pneumoniae* infection. The azithromycin in

coronary artery disease : elimination of myocardial infection with *Chlamydia* (ACADEMIC) study. *Circulation* 1999 ; 99 : 1540-7.

69. Meier CR, Derby LE, Jick SS, Vasilakis C, Jick H. Antibiotics and risk of subsequent first-time acute myocardial infarction. *JAMA* 1999 ; 281 : 427-31.
70. McCormik D, Gurwitz JH, Lessard D, *et al.* Use of aspirin, -blockers, and lipid-lowering medications before recurrent acute myocardial infarction. Missed opportunities for prevention ? *Arch Intern Med* 1999 ; 159 : 561-7.
71. Montaye M, Richard F, Lemaire B, *et al.* Prévention secondaire de la maladie coronaire en France. Résultats de l'étude EUROASPIRE, registre des cardiopathies ischémiques de Lille. *Arch Mal Cœur* 1998 ; 91 : 1211-20.

Achevé d'imprimer par Corlet, Imprimeur, S.A.
14110 Condé-sur-Noireau (France)
N° d'Imprimeur : 43114 - Dépôt légal : avril 2000

Imprimé en U.E.